Guía para el docente y solucionarios

Atención sanitaria a múltiples víctimas y catástrofes

ic editorial

Editado por: IC Editorial
c/ Cueva de Viera, 2, Local 3
Centro Negocios CADI
29200 Antequera (Málaga)
Teléfono: 952 70 60 04
Fax: 952 84 55 03
Correo electrónico: iceditorial@iceditorial.com
Internet: www.iceditorial.com

Guía para el docente y solucionarios:
Atención sanitaria a múltiples víctimas y catástrofes

1ª Edición

© IC Editorial 2025

ISBN: 979-13-7027-092-6
Depósito Legal: MA 1974-2025

Impresión: PODiPrint
Impreso en Andalucía - España

Índice

Bloque 1
Guía para el docente: técnicas de enseñanza y aprendizaje

1. Introducción	7
2. El programa de formación	7
3. Factores determinantes de la efectividad de la comunicación en el proceso de enseñanza-aprendizaje	10
4. La comunicación verbal y no verbal en el proceso instructivo	12
5. Técnicas de secuenciación de contenidos	20
6. La selección y planificación de estrategias didácticas	21
7. La selección y planificación de medios y recursos didácticos	22
8. La planificación de la evaluación del proceso de enseñanza-aprendizaje	24
9. El seguimiento formativo	25
10. Instrumentos para el seguimiento	27
11. Metodología de la evaluación del diseño de formación	30

Bloque 2
Solucionarios de ejercicios de repaso y autoevaluación

Solucionario 1
Modelos de actuación ante múltiples víctimas   47

Solucionario 2
Logística sanitaria en catástrofes   79

Solucionario 3
Organización sanitaria inicial para la asistencia sanitaria a emergencias colectivas   107

Solucionario 4
Soporte Vital Básico   127

Solucionario 5
Apoyo al soporte vital avanzado   141

Solucionario 6
Emergencias sanitarias y dispositivos de riesgo previsible   157

Solucionario 7
Técnicas de apoyo psicológico y social en situaciones de crisis   179

Bloque 1
Guía para el docente: técnicas de enseñanza y aprendizaje

Contenido

1. Introducción
2. El programa de formación
3. Factores determinantes de la efectividad de la comunicación en el proceso de enseñanza-aprendizaje
4. La comunicación verbal y no verbal en el proceso instructivo
5. Técnicas de secuenciación de contenidos
6. La selección y planificación de estrategias didácticas
7. La selección y planificación de medios y recursos didácticos
8. La planificación de la evaluación del proceso de enseñanza-aprendizaje
9. El seguimiento formativo
10. Instrumentos para el seguimiento
11. Metodología de la evaluación del diseño de formación

1. Introducción

El presente capítulo está destinado a ofrecer al cuerpo docente responsable de la enseñanza del programa de cualificaciones profesionales y certificados de profesionalidad, una guía metodológica para obtener el máximo rendimiento de los contenidos formativos que han sido desarrollados para el presente título.

La mejora de las habilidades comunicativas y la aplicación de una metodología contrastada de enseñanza, aprendizaje y evaluación permitirá transmitir el conocimiento y adquirir el programa formativo de la forma más efectiva y práctica posible.

Estudiaremos cuáles son los principales elementos que forman parte de la comunicación profesor-alumno, a través de una cuidada selección de sistemas de planificación de estrategias didácticas, así como la utilización de medios y recursos didácticos.

La integración de todas las actividades planificadas alrededor de un plan de formación adaptado e individualizado, aumentará además la satisfacción del alumnado por la utilización de un sistema no lineal e interactivo que se retroalimenta gracias a la relación establecida entre la propia metodología y los actores que forman parte de la enseñanza.

2. El programa de formación

Una de las claves del éxito de la mayoría de las actividades que se realizan en general, y concretamente en la formación, es la **programación.** Es necesaria la programación de las acciones formativas, para que así se pueda alcanzar el objetivo final, es decir, que el alumno obtenga una buena capacitación y adquiera nuevos conocimientos en su repertorio y que, después, sea capaz de emplearlos en su trabajo.

2.1. Definición de programación

Cuando se habla de **programación,** se pueden encontrar multitud de definiciones. Para sintetizar, se podría definir como la actividad de enunciar lo que se quiere hacer (objetivos, contenidos, métodos, temporalización, medios y recursos didácticos y evaluación).

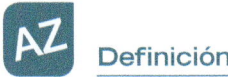 Definición

Programación
Es un plan donde se establecen las acciones que se van a realizar en un proceso de enseñanza-aprendizaje, por medio de un formador o un equipo.

A continuación, se va a describir una serie de características que tiene que tener una programación didáctica:

- Dinámica. Una programación no es estática ni está acabada, siempre está en constante revisión, de ahí su dinamismo. Además va cambiando o evolucionando según los resultados de la evaluación continua que se va realizando durante la ejecución de la acción.
- Flexible. Esta característica permite que se puedan hacer cambios, ampliaciones, reducciones y actualizaciones de los contenidos y actividades programadas, según las necesidades que se observen.
- Creativa. La programación como es un diseño propio y exclusivo, exige creatividad y originalidad. El docente es el que decide sobre el quehacer en el aula teniendo en cuenta las características del grupo, las necesidades que se pretenden satisfacer y las propias posibilidades.
- Prospectiva. La programación consiste en hacer un pronóstico de la interacción que se va a producir en el aula.

- Sistemática. La programación es un proceso sistematizador que da coherencia a la acción formativa, ya que tiene en cuenta todos los elementos (objetivos, contenidos, métodos, temporalización, medios y recursos pedagógicos y evaluación) que intervienen en el acto educativo y analiza sus relaciones.
- Integradora. Permite integrar elementos de cualificación técnico-profesionales con elementos de cualificación personal de alumnado.
- Funcional. Toda programación debe basarse en el perfil profesional de la ocupación y estructurar los contenidos formativos que proporcionan las competencias de ésta.

2.2. Elementos de la programación

Antes de empezar cualquier programación formativa, es necesario tener en cuenta los datos obtenidos del análisis de la ocupación y del grupo al que se dirige la acción formativa. A partir de esta información, se determinan los elementos que van a conformar la programación.

Cuando se realiza la programación de un curso, hay que plantearse previamente las siguientes preguntas:

1. ¿Qué quiero conseguir con la formación?	**OBJETIVOS**
2. ¿Qué conocimientos deben asimilar los alumnos para alcanzar los objetivos propuestos?	**CONTENIDOS DEL CURSO**
3. ¿Cómo trabajamos en el aula? ¿Qué actividades son las que realizamos?	**MÉTODOS DE ENSEÑANZA**
4. ¿Cuánto tiempo tengo y cuánto dedico a cada módulo?	**TEMPORALIZACIÓN**
5. ¿Qué medios y recursos didácticos se necesitan para poder llevar a cabo esas actividades?	**MEDIOS Y RECURSOS DIDÁCTICOS**
6. ¿Cómo sabemos que se ha producido el aprendizaje?	**EVALUACIÓN**

3. Factores determinantes de la efectividad de la comunicación en el proceso de enseñanza-aprendizaje

En toda comunicación que se produzca en el proceso de enseñanza-aprendizaje, existen factores determinantes que obstaculizan o refuerzan este proceso.

3.1. Obstáculos de la comunicación

Relacionados con el emisor

- No expresar de forma clara qué mensaje se quiere transmitir.
- Comentar algo a lo largo de la explicación que no sea lo correcto y pueda resultar desagradable.
- Cambiar el tema de conversación.
- Desviarse del tema que se está tratando.
- No mirar al receptor cuando se quiere expresar algo.
- No estar atento a las señales que emite el receptor.
- Expresar alguna idea a través de los gestos que no se corresponda con la idea a comunicar.

Relacionados con el receptor

- No comprender las ideas que quiere expresar el emisor.
- No pedir explicación al emisor de aquella información que no le haya quedado clara.
- Interrumpir al emisor cuando está hablando.
- Captar algo diferente a lo que el emisor desea transmitir.

Relacionados con el mensaje

- Mensaje confuso.
- Mensaje muy corto.
- Mensaje muy extenso.
- Abuso de muletillas.
- Utilización de frases sin terminar.
- Dar "rodeos" para decir la idea principal.

Relacionados con el contexto

- No ser el momento adecuado para transmitir algo.
- No saber escoger el lugar oportuno.
- La presencia de ruidos y de interferencias.
- No pensar en las personas que están cerca.

Relacionados con el código

- No utilizar el mismo código que la persona con la que se habla o a la que se escucha.
- No adaptar el vocabulario a la situación o a la persona con la que se conversa.
- Utilizar el doble sentido.

3.2. Sugerencias para el mejor funcionamiento de la comunicación

Emisor

- Acostumbrarse a planificar la comunicación.
- Concretar visiblemente los objetivos.
- Buscar la retroalimentación en la comunicación.
- No tratar de impresionar al receptor.

Mensaje

- Que sea claramente entendido por el receptor.
- Que la terminología usada sea de referencia común.
- Que reclame la atención y el interés del alumnado.
- Que sea sencillo de interpretar.
- Que su contenido sea adecuado y convincente.
- Que produzca el máximo efecto posible.

Canal

- Que sea el más apropiado al grupo al que se dirige, al contenido del mensaje y al objetivo que persigue el formador.
- Que sea el que cause mayor impacto en el receptor.
- Que sea el más eficaz.
- Que sea el que mejor domine el formador.

4. La comunicación verbal y no verbal en el proceso instructivo

Los medios de comunicación pueden agruparse en dos grandes bloques: los **medios verbales,** que son aquellos que usan la lengua como código compartido; y los **medios no verbales,** que son los que se fundamentan en otros códigos simbólicos. A su vez, dentro de los medios verbales, están el medio escrito y el medio oral.

Cada uno de estos medios tiene sus ventajas y sus inconvenientes, por lo que la selección del medio deberá tener en cuenta las circunstancias y características que en cada caso presenta el comunicador, la audiencia y el mensaje que se ha de transmitir.

4.1. Los medios verbales

La comunicación verbal

La comunicación verbal se utiliza para comunicar ideas o dar información, opiniones, expresar o describir sentimientos, etc. Sirve de vehículo a los contenidos explícitos del mensaje. Para garantizar la efectividad de la comunicación, es necesario que el mensaje se presente de forma descriptiva y operativa, pero siempre teniendo muy en cuenta el código común del grupo al que va dirigida esta comunicación.

Un uso correcto del lenguaje oral ayuda a acercarse más a los alumnos. Los principales aspectos a considerar son los que aparecen a continuación.

Construcciones gramaticales

El objetivo será transmitir el mensaje de la manera más clara posible. Se deben evitar los giros rebuscados, la sintaxis complicada y las metáforas. En las explicaciones y conversaciones debe primar el contenido sobre la forma.

Vocabulario

Es importante saber qué palabras van a expresar mejor los conceptos que se desean transmitir y las que pueden ser comprendidas mejor por los alumnos. El análisis previo de los alumnos ayuda a saber qué términos técnicos se pueden utilizar sin problemas, cuáles se tienen que explicar y cuáles se deben evitar.

En general, siempre hay que mantenerse dentro de un lenguaje formal, evitando los vocablos demasiado coloquiales, las palabras extranjeras, las referencias académicas y expresiones de carácter religioso, político, deportivo o cultural, que pueden resultar agresivas para los alumnos.

Ejemplos

Los conceptos abstractos que pueden aparecer y que dificultan la adquisición de los contenidos, tienen que ser expresados mediante las explicaciones del formador, siempre apoyándose en la visualización.

La comunicación escrita

La comunicación escrita posee un carácter más veraz que la oral. La interacción que tiene lugar entre el emisor y el receptor no es inmediata, en algunas ocasiones no llega a producirse jamás. Este tipo de comunicación ofrece más oportunidades expresivas y mayor complejidad gramatical, sintáctica y léxica. También hay que tener en cuenta que a veces dificulta la expresión y/o puede no proporcionar *feedback* de manera inmediata.

4.2. Los medios no verbales

Al igual que las palabras, los elementos de la comunicación no verbal son signos que representan una idea (se excluyen todos los signos lingüísticos).

A diferencia de la comunicación verbal, su función no se centra sólo en la transmisión de contenido, sino que traspasa esa frontera para expresar también las emociones del emisor, controlar la interacción y proporcionar *feedback* del efecto que el mensaje produce en el receptor. Todas estas funciones son muy útiles para el formador, tanto en su tarea de transmisor de conocimientos como en la tarea de motivar y dirigir al grupo.

A continuación, se detallan las diferentes categorías en las que se agrupan los elementos de la comunicación no verbal.

Kinesia

Posturas

Una de las primeras cosas que el formador debe transmitir a sus alumnos es confianza y seguridad, lo que puede conseguirse a través de una postura erguida (sin llegar a ser arrogante), de pie, apoyándose sobre los dos pies y manteniendo la cabeza alta.

Esta postura es útil, especialmente durante la presentación del curso, porque ayuda a relajar el cuerpo, a facilitar la respiración y a controlar las muestras de nerviosismo, al tener un buen apoyo en el suelo.

A medida que avanza el curso, se pueden adoptar otras posturas que faciliten el descanso (apoyarse), el acercamiento (echar el cuerpo hacia delante) o que resten protagonismo (sentarse).

Gestos

Los gestos son un buen aliado del formador, excepto cuando éste se siente incómodo o nervioso. Gestos de carácter adaptador, como rascarse o colocarse la ropa, pueden delatar su estado emocional.

La mayoría de los gestos cumplen la función de reforzar el mensaje verbal (ilustradores), aunque existen otros cuya función es regular las intervenciones cuando se dirige una discusión de grupo.

Expresiones faciales

Las expresiones de la cara transmiten las emociones y permiten obtener fácilmente una respuesta del alumno.

Una expresión facial agradable, como una sonrisa no forzada, facilita la creación de un ambiente relajado en el aula. Una sonrisa puede ser muy útil también para romper la tensión que inevitablemente surge en algunas sesiones.

Mirada

La mirada, junto con la postura, es uno de los mejores métodos para transmitir confianza (en momentos de nerviosismo se tiende a apartar la vista) y para captar la atención de los alumnos.

Mientras el formador habla debe mantener la mirada sobre los alumnos la mayor parte del tiempo, mirándolos el tiempo suficiente como para que se sientan atendidos pero no incómodos. También se puede utilizar la mirada durante las discusiones de grupo, con una función reguladora de las distintas intervenciones.

Desplazamientos

Realizar desplazamientos en el aula capta la atención del alumnado, además de facilitar el contacto visual. Hay que procurar que no sean repetitivos o bruscos (pasear cerca de los alumnos), y cambiar de un recurso a otro (ir de la pizarra al retroproyector), etc.

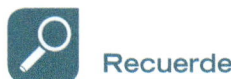

Recuerde

Los recursos no verbales que estudia la Kinesia son:

▌ Posturas.
▌ Gestos.
▌ Expresiones faciales.
▌ Mirada.
▌ Desplazamientos.

Estos recursos pueden utilizarse tanto para reforzar lo que se expresa mediante la comunicación verbal como para sustituirlo.

Proxémica

El aspecto de la proxémica que más interesa es la proximidad física entre los individuos, ya que los alumnos pueden sentirse violentos si el formador se aproxima excesivamente a ellos o, por el contrario, verle distante si no se acerca.

Se debe prestar atención a este aspecto, tanto durante las intervenciones como al distribuir el espacio del aula que se va a emplear, evitando siempre que los asientos estén demasiado juntos o demasiado separados.

Paralingüística

Para captar la atención del público, los oradores suelen hacer uso de determinados aspectos como el tono de voz o las pausas, que en algunos casos pueden parecer exagerados.

El formador, aunque emplee el método de la lección magistral, no es un orador y, por tanto, no debe prestar especial atención a estos aspectos, excepto cuando le plantean algún problema, debido a la ansiedad, al cansancio o a un mal estado de salud. Practicar en voz alta y realizar grabaciones durante la fase de preparación puede ayudar a vencer estas dificultades.

Volumen

Aunque el aula sea pequeña, se tiene que realizar el esfuerzo de hablar lo suficientemente alto para que todos los alumnos oigan las explicaciones y, a la vez, transmitir confianza. En general, el volumen se ajustará instintivamente cuando se compruebe dónde se sitúa la persona que se encuentra más alejada.

Entonación

El problema más frecuente, especialmente si se está cansado, es la monotonía, que no contribuye a captar la atención ni a motivar a los alumnos.

El interés que el formador muestre por el tema y una correcta preparación le hará destacar los puntos clave y jugar con la entonación de una forma adecuada a lo largo de toda la exposición.

Pronunciación

Los problemas se presentan especialmente cuando se está nervioso o se habla demasiado rápido. Se debe hacer un esfuerzo por articular todas las palabras de manera limpia y clara, abriendo la boca lo suficiente para pronunciar correctamente las sílabas, consonantes y vocales.

Velocidad

Una velocidad correcta puede ayudar a resolver problemas de pronunciación y de entonación. Se debe hablar a una velocidad normal o algo superior, para facilitar el mantenimiento de la atención. No obstante, si se está nervioso, se puede hablar con mayor lentitud para facilitar la respiración y relajarse. También se debe reducir la velocidad cuando se expliquen conceptos técnicos complejos o cuando se espere alguna respuesta por parte de los alumnos.

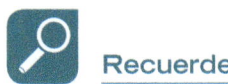

Recuerde

Los elementos que trata la Paralingüística son:

I El volumen.
I La entonación.
I La pronunciación.
I La velocidad.

Proyección física

Existen determinados factores que, sin que la persona diga ni haga nada, transmiten información y hacen referencia a la imagen física que esta persona proyecta.

Es fundamental que el formador transmita una imagen positiva para los alumnos. Se debe cuidar el aspecto externo y los artefactos que se usen, como los adornos y prendas de vestir. La manera adecuada de vestir depende de la situación y siempre debe estar en consonancia con lo que cada colectivo de alumnos espera del formador.

Ejemplo

Sería negativo vestir pieles para impartir un curso cuyo objetivo fuese desarrollar actitudes positivas hacia la protección del medio ambiente.

En cualquier caso, se debe llevar ropa que resulte cómoda, bien cuidada y no demasiado llamativa. A los adornos y al peinado se aplican las mismas reglas que al vestido.

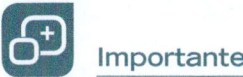

Importante

Un objetivo fundamental del formador es dirigir la atención de los alumnos hacia el contenido que está desarrollando, nunca hacia su persona.

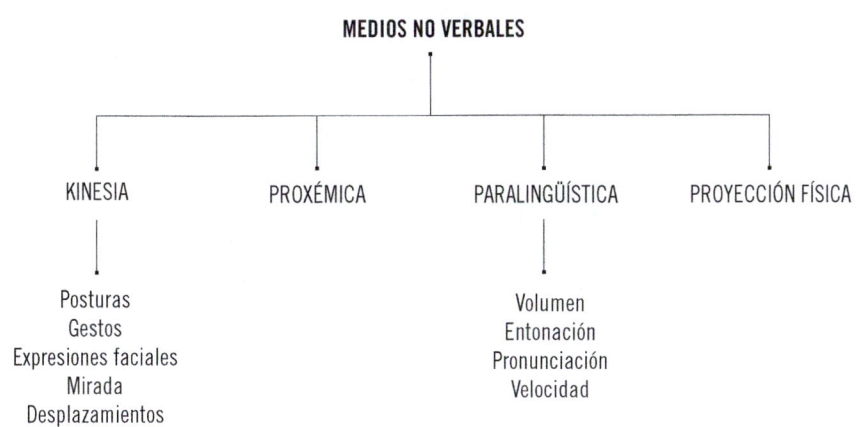

Finalmente, conviene recordar que si el formador observa atentamente la comunicación no verbal que expresan los alumnos, obtendrá una gran cantidad de información.

Hay numerosos signos no verbales que puede mostrar el alumno:

- **Atención:** posturas del cuerpo (inclinado hacia delante, hacia atrás...).
- **Necesidad de hablar:** movimientos sutiles de la boca, de la mano, etc.
- **Irritación:** movimiento de pies, manipulación de objetos sobre la mesa, etc.

- **Concentración:** tomar apuntes, mirar al docente, etc.
- **Cansancio:** cuerpo hundido, suspiros, etc.
- **Inercia:** silencios de todo el grupo, etc.
- **Desinterés:** cerrar el cuaderno, bostezar, mirar al vacío, etc.
- **Sorpresa:** levantar los brazos, abrir la boca, levantar las cejas, abrir los ojos, etc.

Si se observan estos elementos de forma atenta, se podrá obtener información sobre la comprensión del mensaje y el estado emocional de los alumnos, lo que será de gran utilidad para el formador durante el curso.

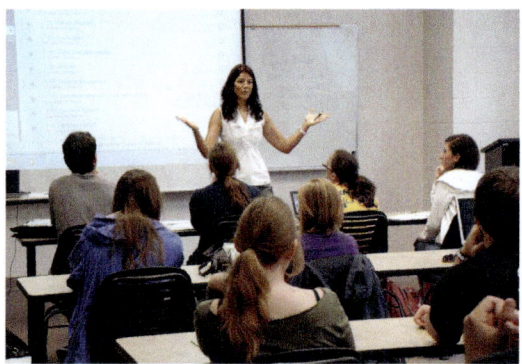

La comunicación no verbal aporta información al formador sobre los alumnos

5. Técnicas de secuenciación de contenidos

Una vez seleccionados los contenidos, hay que ordenarlos secuencialmente. La **secuenciación y estructuración de los contenidos** es el proceso que permite situarlos en una configuración que produce el máximo aprendizaje en el mínimo tiempo posible.

Algunas de las técnicas para la secuenciación de contenidos son las siguientes:

- Que los contenidos estén de acuerdo con los objetivos propuestos y con los plazos previstos para conseguirlos.

- Empezar por los contenidos más próximos y significativos para el alumno, para llegar poco a poco a lo desconocido. De esta manera, resultará más fácil introducir los nuevos contenidos.
- Ir de lo inmediato a lo remoto.
- Ir de lo concreto a lo abstracto.
- Ir de lo más fácil a lo más difícil. Esto motiva al alumnado porque le va mostrando los avances de manera rápida.

Las principales ventajas que este proceso conlleva son:

- Ayuda al participante a pasar de un conocimiento o habilidad a otro.
- Garantiza que los conocimientos y habilidades previas son alcanzados antes de introducir elementos nuevos.
- Reduce el tiempo de formación.
- Evita la confusión y los fallos en el participante.

Estos puntos son los principales aspectos a tener en cuenta cuando se realiza la presente fase de la programación de la formación, es decir, cuando se fijan los contenidos de la formación.

6. La selección y planificación de estrategias didácticas

Las personas que realizan un curso de formación son diversas, por ello es muy importante que las estrategias didácticas se adapten, de la mejor forma posible, al contexto y permitan una flexibilidad.

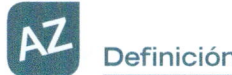 Definición

Estrategias didácticas
Son procedimientos que el formador emplea para facilitar el aprendizaje, con la intención de que éste sea significativo.

Tras la selección y estructuración de contenidos, llega el momento de decidir la modalidad de formación a seguir y la metodología a utilizar en su impartición. Pero esta decisión no se puede tomar arbitrariamente, sino que ha de basarse en unos criterios. Los criterios de decisión básicos para determinar qué estrategia y qué método de formación es el adecuado, son:

- La compatibilidad con los objetivos.
- Los principios generales del aprendizaje del adulto: individualización, motivación, utilidad, practicidad, intereses, etc.
- Los principios de rigor, realismo y participación.
- El carácter eminentemente aplicativo de los aprendizajes.
- La posibilidad de transferir los aprendizajes al puesto de trabajo.
- Los recursos disponibles, incluido el tiempo.
- Los factores relacionados con los participantes, como el estilo de aprendizaje, la edad, el tamaño del grupo, la motivación, etc.

Una vez escogido el método, se observa que ninguno es químicamente puro, sino que unos participan de otros. Por lo demás, todo método puede ser adecuado o inadecuado dependiendo del modo en que sea empleado.

Los formadores deben utilizar los métodos flexiblemente, de la forma que mejor se adapten al estilo de formación, a la materia y a los alumnos, complementando cada método con la técnica y recurso didáctico más acorde.

7. La selección y planificación de medios y recursos didácticos

Para realizar cualquier acción formativa, hace falta algo más que elegir y aplicar unos métodos y unas técnicas. Son necesarios los medios y recursos didácticos, que van a ayudar a desarrollar la metodología seleccionada en el aula. Los medios y recursos didácticos permiten el trasvase de información formador-alumno.

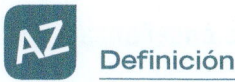

Definición

Medios didácticos
Son materiales elaborados para facilitar los procesos de enseñanza-aprendizaje.

Recursos didácticos
Son soportes mediante los cuales se presentan los contenidos del curso a los alumnos.

A la hora de escoger el medio o recurso a utilizar, se deben tener en cuenta los siguientes criterios:

- **Características de la materia o tema.** Dependiendo de la naturaleza de los contenidos, éstos pueden ser transmitidos por unos u otros métodos.
- **Los objetivos del curso.** Toda selección de medios y estrategias de enseñanza deben realizarse en función de éstos.
- **La disposición del aula y el número de alumnos.** Hay que tener cuidado, sobre todo en la visibilidad de alguno de los recursos, porque pueden perder eficacia.
- **Tiempo disponible para la formación.** Este elemento tiene que estar siempre presente, porque, en función del tiempo que se tenga, se elegirá lo que se adapte mejor a las necesidades.
- **Recursos disponibles,** ya que en algunas ocasiones están a nuestro alcance.
- **El uso que se haga de ellos,** cuál es la finalidad, qué es lo que se pretende y en qué momento se van a utilizar.
- **El nivel de conocimiento de los alumnos** sobre el tema.

Todos estos puntos se han de tener en cuenta a la hora de escoger un medio o recurso didáctico. La finalidad de éstos no es otra que la de fundamentar, apoyar y reforzar el acto formativo.

8. La planificación de la evaluación del proceso de enseñanza-aprendizaje

La aplicación de programas de formación lleva a la obtención de unos determinados resultados. Éstos serán los frutos de la formación y mostrarán el grado de eficacia y eficiencia con que se lleva a cabo la función formativa.

Los resultados indican el éxito de la formación mediante su contraste con los objetivos fijados anteriormente. Este procedimiento recibe el nombre de **evaluación,** proceso ampliamente conocido y con trascendencia reconocida para la formación. Según el proceso de evaluación aplicado, los resultados obtenidos serán reales y fiables, o bien, falseados.

Para que los resultados de la evaluación muestren con certeza el grado de éxito alcanzado con la formación, es necesario un requisito previo: el establecimiento de criterios de evaluación durante el proceso de planificación de la formación. Los criterios actúan como puntos de referencia, a partir de los cuales se valoran los resultados obtenidos.

Los criterios de evaluación han de fijarse con mucha atención, ya que determinan el proceso de evaluación, y éste juzga el grado de éxito de la función formativa.

El primer aspecto a tener en cuenta es la validez: los criterios de evaluación han de ser válidos en relación a los elementos del proceso formativo.

Los aspectos que determinan el grado de validez de los criterios de evaluación son:

- La relevancia.
- La no deficiencia.
- La no contaminación.
- Su fiabilidad.

El establecimiento de criterios válidos y fiables permitirá elaborar un proceso de evaluación de la formación que mida rigurosamente la eficacia y la eficiencia de la función formativa.

9. El seguimiento formativo

El seguimiento es un proceso continuo que sirve para evaluar la eficacia del uso de los recursos y para saber qué iniciativas se pueden emprender para mejorar el aprovechamiento de los recursos formativos.

El seguimiento, además de realizarse después de haber finalizado la planificación formativa, también se realiza antes de la acción.

9.1. Características

El seguimiento formativo permite evaluar los distintos componentes (desde los alumnos hasta todos los elementos que forman la programación) que intervienen en él durante todo el proceso de formación.

El seguimiento formativo se diferencia de la evaluación en que éste tiene que ver más con tareas organizativas, de coordinación, administrativas, etc.; sin embargo, la evaluación valora aspectos de los procesos de formación, como pueden ser la comunicación, el aprendizaje de los nuevos conocimientos, etc.

Con la realización adecuada de un seguimiento formativo:

- Se pueden **descubrir errores o desajustes** en el proceso de enseñanza-aprendizaje antes de que se realice la evaluación final para comprobarlos.
- Se pueden **corregir los errores** en el momento en el que se están produciendo.
- Además, **se detectan los aspectos positivos** que tienen lugar a lo largo de todo el proceso y las **posibles mejoras** que se pueden realizar.

El seguimiento formativo tiene que ser realizado por todas las personas que están implicadas en la realización de los cursos de formación (tutores, coordinadores, técnicos, etc.), por ello, el formador es una figura importante en el proceso de formación, ya que se encuentra implicado en él.

El proceso de formación debe estar planificado, pensado y planteado antes de que empiece la acción de formación, nunca debe llevarse a cabo de manera cerrada, sino que tiene que estar abierto a cualquier cambio que se considere necesario.

9.2. Finalidad

Son varias las finalidades que persigue el seguimiento formativo:

- Ayudar a comprender por qué ocurren algunas cosas y qué se puede hacer para intervenir en ese proceso que se está llevando a cabo.
- Identificar y solucionar los problemas que surgen a lo largo del proceso.
- Contribuir para elaborar planes de formación de manera objetiva, sin desviarse de la finalidad éste.
- Colaborar en la disminución y control del uso de los recursos materiales.
- Determinar el nivel que puede alcanzar el rendimiento y relacionarlo con el rendimiento actual.
- Diagnosticar y detectar problemas para llevar a cabo las acciones correctivas pertinentes.

9.3. Planificación

El seguimiento formativo debe planificarse antes y durante la acción formativa.

El objetivo de este seguimiento es comprobar la eficacia de la acción formativa antes de que ésta llegue a su fin, es decir, es necesario que durante este proceso todos los elementos que van a formar parte del aprendizaje estén planificados.

Los dos momentos que hay que tener en cuenta para planificar el seguimiento formativo son:

- **Antes de la acción formativa:** es necesario conocer las necesidades, el perfil del alumno, qué materiales, instrumentos, recursos, medios didácticos se van a usar.

■ **Durante la acción formativa:** aquí el seguimiento se utiliza para comprobar los posibles errores y mejoras que se pueden llevar a cabo. Ofrece la posibilidad de poder modificar aquellas acciones o medios que dificultan el avance del aprendizaje.

10. Instrumentos para el seguimiento

A lo largo de un ciclo formativo pueden suceder errores y surgir problemas, esto abarca desde la identificación de necesidades hasta la planificación, el diseño, la implantación y la evaluación. Por todo esto, es importante saber cuál es la causa del problema y saber tomar las medidas oportunas para que no se origine nuevamente.

Para detectar el origen del problema, siempre se necesita una información determinada, ésta sólo se puede obtener mediante técnicas que ayuden a obtenerlas, es decir, que permitan recabar y analizar los datos obtenidos.

Para el seguimiento del proceso de enseñanza-aprendizaje, se pueden confeccionar diferentes tipos de instrumentos de evaluación, como pueden ser los cuestionarios y utilizar la observación directa, etc., si el tipo de formación lo permite (presencial o semipresencial). Estos instrumentos variarán según el tipo de datos que se quiera conseguir.

Un ejemplo de plantilla para recoger y analizar la información podría ser esta:

CURSO:		1º Módulo	2º Módulo	3ºMódulo
	Suficiente			
Objetivos del módulo	Insuficiente			
	Adecuado			
	Inadecuado			

Continúa en página siguiente >>

<< Viene de página anterior

CURSO:		1º Módulo	2º Módulo	3ºMódulo
Contenidos del módulo	Suficiente			
	Insuficiente			
	Adecuado			
	Inadecuado			
Metodología	Suficiente			
	Insuficiente			
	Adecuado			
	Inadecuado			
Actividades y recursos	Suficiente			
	Insuficiente			
	Adecuado			
	Inadecuado			
Recursos materiales	Suficiente			
	Insuficiente			
	Adecuado			
	Inadecuado			
Recursos humanos	Suficiente			
	Insuficiente			
	Adecuado			
	Inadecuado			
Proceso de evaluación	Suficiente			
	Insuficiente			
	Adecuado			
	Inadecuado			
Nivel de satisfacción del alumnado	Suficiente			
	Insuficiente			
	Adecuado			
	Inadecuado			

Para el seguimiento del aprendizaje, como la información que se obtiene es de diferente índole, se recogerá mediante la aplicación de las técnicas seleccionadas y elaboradas para la evaluación de cada uno de los aspectos planteados (observación directa de los trabajos, participación, cuestionarios acerca de la motivación y satisfacción del alumnado, etc.).

Por ejemplo, los contenidos que se podrían incluir en la "parrilla" de análisis son los siguientes:

CURSO		1er Módulo	2º Módulo	3er Módulo
Conceptos (comprende los contenidos conceptuales)	Con facilidad			
	Con normalidad			
	Con dificultad			
Procedimientos (aplica y desarrolla los contenidos procedimentales)	Con facilidad			
	Con normalidad			
	Con dificultad			
Actitudes (manifiesta las actitudes adecuadas a los contenidos)	Con facilidad			
	Con normalidad			
	Con dificultad			
Motivación y participación	Con facilidad			
	Con normalidad			
	Con dificultad			
Satisfacción del alumno	Con facilidad			
	Con normalidad			
	Con dificultad			

Dos de las herramientas básicas son:

- **Los diagramas de flujo:** éstos sirven para desglosar en forma de componentes, para presentar una clara imagen de lo que ocurre.
- **Los checklists:** éstos son especialmente útiles para garantizar que se han realizado todas las acciones necesarias. Es otro método de ayuda orientado a los formadores y participantes para preparar, utilizar y solucionar los problemas del equipamiento.

Otros métodos de seguimiento y control que pueden ayudar en la formación son:

- Las reuniones formales e informales.
- Pasar un informe de las sesiones, cuestionarios de satisfacción o formularios de evaluación del curso.
- Entrevistas de evaluación.

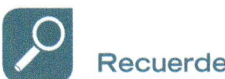

Recuerde

Algunos de los instrumentos de seguimiento más utilizados son:

l Cuestionario de satisfacción
l Cuestionario de motivación
l Observación directa
l Reuniones formales e informales
l Entrevistas de evaluación

11. Metodología de la evaluación del diseño de formación

Los métodos empleados en la evaluación siempre suelen son los mismos, independientemente de que se evalúen los objetivos, los contenidos, los recursos, etc. A pesar de esto, hay que tener en cuenta que no se deben utilizar todos los métodos que se van a nombrar, sino que todo dependerá de lo que se esté evaluando.

Los métodos más frecuentes son:

- Observación sistemática.
- Observación mediante observadores externos o internos del grupo.
- Análisis de trabajo.
- Entrevistas personales.
- Situaciones de simulaciones.

- Diálogos, debates.
- Cuestionarios específicos.
- Inventarios.
- Grabaciones en vídeo.
- Etc.

11.1. Evaluación de los objetivos

Cuando se diseña el programa formativo, se deben concretar los objetivos que serán objeto de evaluación al finalizar el curso, para comprobar si éstos se han alcanzado o no.

Los objetivos marcan aquellos aspectos claves que debe adquirir el alumno para alcanzar unas competencias determinadas. Éstos determinarán lo que el alumno será capaz de saber y saber hacer al acabar el curso, en unas condiciones dadas y con unos medios determinados.

Si, al finalizar el curso, se observa que los objetivos no se han cumplido en su totalidad, hay que analizar cuál ha sido la causa de este error y corregirlos. Si se han cumplido los objetivos, habrá que determinar los motivos de éxito, para volver a ponerlos en práctica en futuros cursos.

Los objetivos marcados al inicio de la formación sirven para:

- Dirigir la formación, es decir, saber hacia dónde se quiere llegar con ésta.
- Comprobar qué se ha logrado.
- Facilitar la evaluación, ya que se sabe cuáles son los objetivos que hay que evaluar.
- Reorientar la formación en el mismo momento que se está realizando.
- Elegir los métodos más adecuados para la formación.

La evaluación de los objetivos debe medirse atendiendo a:

- **Objetivos generales:** son utilizados para saber cuáles son las competencias generales.
- **Objetivos específicos:** parten de los objetivos generales.

■ **Objetivos operativos:** son derivados de los específicos. Son objetivos más concretos y siempre deben estar relacionados con actividades u operaciones determinadas. Son los más fáciles de medir.

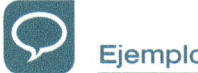 **Ejemplo**

Objetivos específicos para evaluar un curso de primeros auxilios:

❙ Aprender los conceptos básicos y generales de los primeros auxilios.
❙ Adquirir las habilidades y aplicar los principios de actuación para poder reaccionar adecuadamente en situaciones de urgencia.
❙ Conocer los aspectos jurídicos relacionados.

11.2. Evaluación de los contenidos

La evaluación de los contenidos se realizará para comprobar si los objetivos que se habían marcado al principio de la formación se han logrado, así como para eliminar aquellos contenidos que no aportan nada al curso.

Se debe tener siempre en cuenta que se puede lograr un mismo objetivo de formación utilizando diversos contenidos.

Para evaluar los contenidos, hay que comprobar si se ha seguido una secuencia lógica a la hora de impartirlos. Esta secuencia permite que los contenidos sean adquiridos por los alumnos de una manera más significativa, es decir, facilita el aprendizaje de los mismos.

Para que la evaluación de los contenidos resulte positiva, éstos deben ir expuestos:

■ De acuerdo con los objetivos propuestos y con los plazos previstos para conseguirlos.
■ De lo conocido a lo desconocido.

- De lo inmediato a lo remoto.
- De lo concreto a lo abstracto.
- De lo fácil a lo difícil.

Otro aspecto a tener en cuenta para que la evaluación de los contenidos sea positiva, es que éstos se deben estructurar adecuadamente, por ejemplo, mediante módulos, unidades didácticas, etc. Éstas tienen que abarcar los conocimientos, las habilidades y las actitudes que capacitan al alumno para poner en práctica las funciones que desempeñará en su puesto de trabajo. Por lo general, se pueden constituir equivalencias entre objetivos generales y cursos, objetivos específicos y módulos, unidades didácticas, etc. así como entre objetivos operativos y sesión formativa,.

 Ejemplo

Siguiendo el ejemplo anterior de primeros auxilios, los contenidos que se evaluarán para comprobar si se han logrado o no los objetivos anteriormente propuestos, son:

I Primeros auxilios: conceptos generales.
I Soporte vital básico (reanimación cardio-pulmonar)-adultos.
I Soporte vital básico-niños.
I Soporte vital instrumental.
I Traumatismos osteoarticulares. Inmovilizaciones (vendajes y férulas improvisadas).
I Movilización de urgencia y posiciones de espera.
I Traumatismos craneales y vertebro-medulares.
I Otras situaciones de emergencia.

11.3. Evaluación de la metodología

La evaluación de la metodología consiste en comprobar que los métodos que se han utilizado son los adecuados para lograr los objetivos formativos, aunque éstos deben ser flexibles a la hora de utilizarlos, ya que deben adaptarse a la materia tratada, a los alumnos, a los recursos disponibles, etc.

Para conseguir que la evaluación de la metodología sea positiva, se deben tener en cuenta las características que se emplean para definir un método. Éstas pueden ser:

- Presentar y mostrar la problemática del tema para que, a través de la reflexión y el esfuerzo, el alumno pueda resolverla.
- Respetar tanto la libertad de expresión como de creación.
- Las actividades que están destinadas al alumno tienen que ser dirigidas por el formador para que el alumno reflexione y participe.
- Motivar al alumno, relacionando los temas con sus intereses, motivaciones y necesidades.
- Organizar los nuevos aprendizajes para que se integren con los ya adquiridos.
- Tener en cuenta las limitaciones y las posibilidades que tiene cada alumno.
- Dar lugar a la acción individualizada a través de tareas que requieran planteamientos y acciones individualizadas.

11.4. Evaluación de actividades y recursos

Las **actividades** son unos elementos que acompañan a los contenidos formativos, ya que éstas refuerzan los contenidos que son expuestos por el formador. Siempre debe existir coordinación entre ambos, para esto se deben seleccionar adecuadamente tanto los métodos como las técnicas.

Para evaluar las diversas actividades que se han desarrollado, hay que formular una serie de preguntas para saber si las actividades han sido eficaces o han fallado en su ejecución. Algunas de estas preguntas pueden ser:

- ¿Qué ha hecho el alumno?
- ¿Ha sabido aplicar los conocimientos necesarios para lograr resolver las actividades?
- ¿Valora y comprende la finalidad de la actividad?
- ¿Ha mostrado interés en la realización de la misma?
- ¿Qué ha aprendido?
- ¿Han sido válidas las actividades?

- ¿Cuáles han fallado? ¿Por qué?
- ¿Se han alcanzado los objetivos?
- Etc.

Junto con las actividades, los recursos también tienen que ser evaluados, ya que de ellos va a depender en cierta manera la eficacia de las actividades. Por eso, en la evaluación de los recursos hay que tener en cuenta la eficacia de aquellos que se han utilizado y cuáles son los que se hubieran necesitado para desarrollar el curso.

Se pueden distinguir varios criterios para evaluar la eficacia de los recursos:

- Su calidad, porque actúa como mediador entre la realidad y la estructura cognitiva del alumno.
- El contexto metodológico, ya que todo va a depender de la metodología usada por el formador.
- Los propios alumnos, sus motivaciones, intereses, etc.
- La experiencia del formador en el manejo de los diversos recursos, sus habilidades, etc.

También es necesario tener en cuenta qué evaluar de los recursos:

- La rentabilidad de éstos.
- El aprovechamiento para distintas finalidades.
- El mantenimiento.
- La actualización, deben adaptarse a las nuevas tecnologías.
- La adecuación al proceso de enseñanza-aprendizaje.
- Posibilitar la acción, estimular y responder a las curiosidades presentes en el alumnado.

11.5. Evaluación del formador

La figura del formador es muy importante a lo largo de todo el proceso formativo, ya que, en cierta manera, el éxito o el fracaso de la formación recae sobre él, por lo tanto, es imprescindible conocer previamente a la persona que va a impartir un curso.

El formador es el mediador entre los contenidos y los alumnos, por lo que debe evaluarse de forma continua y a lo largo de todo el proceso de enseñanza-aprendizaje, así como al final del proceso, momento en que se comprobará si los métodos y estrategias que ha diseñado y utilizado han sido los adecuados, introduciendo posibles modificaciones para las prácticas futuras.

La evaluación del formador se puede realizar desde varias vertientes, en cada una de ellas se evalúan aspectos diferentes, pero todas persiguen el mismo fin, que es fomentar la calidad de la formación.

Evaluación realizada por los alumnos

Los alumnos pueden evaluar aspectos como la relación del formador con los alumnos, la organización de las sesiones, el control de clase, la efectividad de la enseñanza, etc.

En la siguiente tabla se muestra un cuestionario a modo de ejemplo:

Marque la opción que más se adecúe a las características que prevalecieron a lo largo del curso

1. Las oportunidades que tuve para realizar preguntas en clase fueron:
   a. Frecuentes
   b. Regulares
   c. Escasas
   d. Muy escasas

2. El interés que mostró el formador respecto a los alumnos fue:
   a. Satisfactorio
   b. Regular
   c. Poco
   d. Muy pobre

3. El clima existente en el aula fue:
   a. Bueno
   b. Regular
   c. Tenso
   d. Malo

Continúa en página siguiente >>

<< Viene de página anterior

**Marque la opción que más se adecúe a las características
que prevalecieron a lo largo del curso**

4. En la prueba final se evaluaban los contenidos dados a lo largo del curso:
   a. Sí
   b. No

5. El material presentado en el curso fue:
   a. Original
   b. Poco original
   c. Nada original

6. Las actividades que realicé para asimilar los contenidos fueron:
   a. Útiles
   b. Regulares
   c. Pobres
   d. Inútiles

7. El contenido marcado para el curso se expuso en su totalidad:
   a. Sí
   b. No

8. El grupo de alumnos afectó a mi aprendizaje:
   a. De manera positiva
   b. De manera negativa
   c. No me afectó

9. El material audiovisual me pareció:
   a. Atractivo
   b. Regular
   c. Inadecuado

10. Los procesos, problemas y soluciones experimentados en el trabajo en
    grupo fueron:
    a. Bien planteados
    b. Regular planteados
    c. Mal planteados

11. Las exposiciones por parte del docente me parecieron:
    a. Buenas
    b. Regulares
    c. Malas

Continúa en página siguiente >>

<< Viene de página anterior

**Marque la opción que más se adecúe a las características
que prevalecieron a lo largo del curso**

---

12. La actuación del profesor durante el curso evidenció:
    a. Un elevado conocimiento de la materia
    b. Un mediano conocimiento
    c. Un escaso conocimiento

---

13. El profesor supo controlar las conductas perturbadoras sucedidas a lo largo
    del curso de forma:
    a. Eficaz
    b. Regular
    c. Ineficaz

---

14. El ritmo que siguió el profesor al exponer los contenidos me pareció:
    a. Muy bueno
    b. Satisfactorio
    c. Monótono

---

15. La secuencia de presentación de los contenidos del curso fue:
    a. Lógica
    b. Regular
    c. Arbitraria

---

16. La actuación del profesor despertó interés y motivación:
    a. Muchas veces
    b. Algunas veces
    c. Pocas veces
    d. Ninguna vez

Evaluación realizada por el propio formador

En esta evaluación, el formador va a evaluar la preparación del curso, el desarrollo del mismo, y también realizará una evaluación propia de su actuación como formador.

En la siguiente tabla se muestra un cuestionario a modo de ejemplo:

Marque la opción que más se adecúe a las características que prevalecieron a lo largo del curso

A. PREPARACIÓN DEL CURSO

1. ¿Cómo ha sido el tiempo con el que ha contado?
   a. Suficiente
   b. Insuficiente

¿Por qué? _____

2. ¿Cómo considera la distribución de las sesiones del curso?
   a. Adecuadas
   b. Inadecuadas

¿Por qué? _____

3. ¿Ha dispuesto de las guías didácticas del curso?
   a. Sí
   b. No

¿Por qué? _____

4. ¿Ha dispuesto de los recursos necesarios para la preparación de sus sesiones?
   a. Sí
   b. No

¿Cuáles le han hecho falta? _____

5. Teniendo en cuenta su nivel de formación, ¿ha necesitado apoyo por parte de la dirección del curso?
   a. Sí
   b. No

¿Cómo ha sido el apoyo? _____

B. DESARROLLO DEL CURSO

6. ¿El desarrollo de las sesiones (distribución y tiempo) se ha correspondido con la planificación prevista?
   a. Sí
   b. No

7. ¿La metodología utilizada para el desarrollo de las sesiones ha propiciado la participación e implicación del alumnado?
   a. Sí
   b. No

¿Por qué? _____

Continúa en página siguiente >>

<< Viene de página anterior

Marque la opción que más se adecúe a las características que prevalecieron a lo largo de curso

---

8. ¿Considera que el clima del curso ha sido el adecuado?
   a. Sí
   b. No

¿Por qué? _____

9. ¿El contexto donde se ha desarrollado el curso ha sido adecuado y oportuno?
   a. Sí
   b. No

¿Por qué? _____

10. ¿Ha conseguido los objetivos propuestos?
    a. Sí
    b. No

¿Por qué? _____

C. AUTOEVALUACIÓN

---

11. Evalúe de 1 a 4 los siguientes apartados relacionados con su intervención como formador, donde:

    1. Considero imprescindible mejorar mi formación en este aspecto.
    2. Considero necesario mejorar mi formación en este aspecto.
    3. Cuento con recursos necesarios para el desarrollo ajustado del curso, pero podría encontrar dificultades si éste cambia el rumbo prefijado.
    4. Mi formación al respecto es adecuada y dispongo de recursos suficientes para el desarrollo óptimo del curso.

	1	2	3	4
Dominio de los contenidos				
Metodología/didáctica empleada				
Comunicación con el alumnado				
Trabajo en equipo				

D. AMPLIACIÓN

Puede anotar a continuación cualquier aportación que desee realizar y no haya sido considerada en este cuestionario.

_____

_____

11.6. Tipos de evaluación

Existen diferentes tipos de evaluación, cada una se aplicará atendiendo a diferentes criterios.

Según su finalidad o función de la evaluación

Diagnóstica

Esta evaluación, como su nombre indica, tiene un carácter diagnóstico, ya que permite que se conozcan las potencialidades del alumno. De esta manera, la actividad didáctica se dirige de forma más efectiva.

Formativa

Se utiliza como estrategia para mejorar y ajustar los procesos formativos en el momento que se están llevando a cabo, para alcanzar las metas y los objetivos marcados. La evaluación formativa es aplicable a la evaluación de procesos.

Sumativa

Se aplica a la evaluación de productos terminados, es decir, se sitúa concretamente cuando finaliza un proceso, cuando éste se considera acabado. Su propósito es determinar el grado en que se han conseguido los objetivos establecidos, para evaluar de forma positiva o negativa el resultado. Esta evaluación permite tomar medidas tanto a medio como a largo plazo.

Según el momento de aplicación de la evaluación

Inicial

Se produce al principio del proceso de enseñanza-aprendizaje. La función que tiene la evaluación inicial es identificar el nivel de conocimientos que tienen los alumnos que inician un curso y, de esta manera, comprobar si los alumnos cuentan con los conocimientos necesarios para comenzarlo, y determinar si es posible impartirlo de acuerdo al programa formativo o si se requiere alguna modificación.

Procesual

La evaluación procesual se basa en valorar, de forma continua, el aprendizaje de los alumnos y la enseñanza del profesor, a través de la recogida sistemática de datos, toma de decisiones, etc.

La evaluación procesual es totalmente formativa, ya que, al favorecer la recogida continua de datos, permite tomar decisiones en el mismo momento que se considere necesario.

Los resultados que se obtienen forman la base permanente para el formador a la hora de programar las actividades diarias, así como para establecer las actividades y los procedimientos más apropiados. De esta manera, se evitan las dificultades que se puedan producir en los aprendizajes que se están llevando a cabo. La finalidad de todo esto es evitar errores y vacíos en los aprendizajes posteriores.

Final

La evaluación final es aquella que se realiza al finalizar la formación, por lo tanto ésta recoge y valora los resultados obtenidos a lo largo de un periodo formativo.

Según su extensión

Global

Tiene en cuenta todos los elementos y procesos que guardan relación con todo lo que es objeto de evaluación. Por ejemplo, si se trata de evaluar el proceso de aprendizaje de los alumnos, esta evaluación se centra en todas las áreas en general, pero sobre todo en los diversos tipos de contenidos de enseñanza (conceptos, procedimientos, valores, normas, etc.).

Parcial

Esta evaluación no se realiza de manera global, sino que se lleva a cabo por partes, es decir, evalúa los componentes que más interesan.

Según los agentes que realizan la evaluación

Autoevaluación o evaluación interna

Es el proceso sistemático mediante el cual una persona o grupo examina y valora sus procedimientos, comportamientos y resultados, para identificar qué quiere corregir o modificar en él. La evaluación interna muestra que los alumnos están más motivados a la hora de realizar una tarea difícil. La puesta en práctica de la autoevaluación no conlleva que el profesorado abandone sus funciones, sino que implica una concepción diferente de la enseñanza.

La autoevaluación ofrece al estudiante ayuda para descubrir sus necesidades, cantidad y calidad de su aprendizaje, causas de sus problemas, dificultades y éxitos en el estudio. De esta manera, el alumno puede conocerse de manera más concreta.

Heteroevaluación o evaluación externa

La evaluación externa es realizada o llevada a cabo por otra persona que no es el protagonista del aprendizaje. En esta evaluación, lo más frecuente es que el profesor evalúe al alumno.

TIPOS DE EVALUACIÓN	
Según su finalidad o función	- Diagnóstica - Formativa - Sumativa

Continúa en página siguiente >>

<< Viene de página anterior

TIPOS DE EVALUACIÓN	
Según su momento de aplicación	- Inicial - Procesual - Final
Según su extensión	- Global - Parcial
Según los agentes que la realizan	- Autoevaluación o evaluación interna - Heteroevaluación o evaluación externa

Solucionarios de ejercicios de repaso y autoevaluación

Contenido

1. Modelos de actuación ante múltiples víctimas
2. Logística sanitaria en catástrofes
3. Organización sanitaria inicial para la asistencia sanitaria a emergencias colectivas
4. Soporte Vital Básico
5. Apoyo al soporte vital avanzado
6. Emergencias sanitarias y dispositivos de riesgo previsible
7. Técnicas de apoyo psicológico y social en situaciones de crisis

Modelos de actuación ante múltiples víctimas

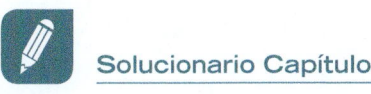

Solucionario Capítulo 1

1. **Según la definición específica que hace la OMS de catástrofe, se señala que...**

    a. ... es un suceso infausto que altera gravemente el orden regular de las cosas.
    b. **... es una situación imprevista que representa serias e inmediatas amenazas para la salud pública.**
    c. ... es una desgracia grande, suceso infeliz y lamentable.
    d. ... es una situación de gran magnitud, con enormes pérdidas en vidas y bienes materiales.

2. **Indique si las siguientes frases son verdaderas o falsas con respecto a los objetivos primarios y secundarios en una catástrofe.**

    a. La protección de los equipos intervinientes es crucial como objetivo primario.

    ☐ Verdadero
    ☑ **Falso**

    b. El número de víctimas derivadas de un desastre no será de importancia a la hora de desarrollar los objetivos.

    ☐ Verdadero
    ☑ **Falso**

    c. El objetivo primordial será el restablecimiento de la normalidad a todos los niveles.

    ☑ **Verdadero**
    ☐ Falso

3. **Relacione los distintos tipos de desastres según su origen:**

    a. Tsunami.
    b. Atentado terrorista.
    c. Deforestación.
    d. Sequía.
    e. Derrame de productos tóxicos a un río.

a. d. Desastres naturales.
b. c. e. Desastres producidos por el hombre.

4. **¿Cuál de los siguientes casos señalan características de los ciclones tropicales?**

   a. El más devastador tuvo lugar en 2004 en el Océano Índico y dejó 230.000 muertes.
   b. Se produce cuando una gran cantidad de agua, bien de forma súbita o de forma lenta, ocupa el espacio en el que no suele haber de forma habitual agua.
   c. **Se originan en zonas de aguas cálidas y templadas, en las que se produce una circulación cerrada alrededor de un punto de baja presión atmosférica.**
   d. Dependiendo de la velocidad, se clasifican en depresión tropical, tormenta huracanada o huracán.

5. **Diga si son verdaderas o falsas las siguientes afirmaciones con respecto a los fenómenos naturales o causados por el hombre.**

   a. Epidemias como la del VIH/SIDA se consideran como desastres provocados por el hombre.

      ☐ Verdadero
      ☑ **Falso**

   b. Los tornados se pueden encuadrar dentro la clasificación de los ciclones tropicales.

      ☐ Verdadero
      ☑ **Falso**

   c. La catástrofe que mayor número de fallecidos deja como norma general son los terremotos.

      ☐ Verdadero
      ☑ **Falso**

d. Se consideran emergencias complejas las catástrofes industriales, tec-
nológicas, las derivadas de accidentes de transporte y la deforestación.

☐ Verdadero
☑ **Falso**

6. **¿En qué fase de resolución de una catástrofe se establecen los hospitales de campaña, la primera morgue y el puesto de comunicaciones, entre otros?**

a. Organización del área de transporte.
b. Clasificación.
c. División del área.
d. **Organización del área de base.**

7. **Señale a qué corresponde la siguiente definición: "Zona donde se ha producido el
mayor daño y donde se encontrarán un gran número de víctimas y peligros".**

a. Zona de socorro.
b. **Zona de impacto.**
c. Zona de filtro.
d. Zona de mando.

8. **¿Cómo se clasificaría un paciente, según el sistema de triaje, que presenta amputa-
ción de un brazo, con sangrado efusivo sin posibilidad de detenerlo?**

a. **Negro.**
b. Rojo.
c. Amarillo.
d. Verde.

9. **De las siguientes actuaciones, ¿cuál es recomendable antes de trasladar a las víctimas desde el lugar del suceso hacia otro emplazamiento?**

a. Llevar a los pacientes a su nuevo destino sin tomar nota de ninguno, ya
que puede generar caos.
b. Permitir que sean los propios familiares y amigos quienes se acerquen al
lugar de los hechos para reconocer entre los cadáveres a sus parientes.

    c. Si los pacientes no tienen documentación encima, no tomar nota de ningún elemento que pueda distinguirlos, ya que esto puede dar lugar a confusiones entre heridos y víctimas mortales.

    d. Todas las opciones son incorrectas.

10. **¿En qué fase tras haber sido víctima de una catástrofe aparece un estado en que los supervivientes consideran un logro haber salido ilesos, desarrollando una sensación de optimismo y felicidad?**

    a. Estado de *shock.*
    b. Estado de sugestionabilidad.
    c. Estado de euforia.
    d. Estado de frustración.

11. **De las siguientes afirmaciones, señale la incorrecta en referencia a las lesiones que pueden aparecer tras una catástrofe.**

    a. Los lesionados menores necesitarán atención durante un periodo corto de tiempo, de manera que sus vidas cotidianas se verán afectadas.
    b. Las relaciones a nivel personal y laboral se verán comprometidas.
    c. El número de víctimas mortales influirá en aspectos sociodemográficos y políticos.
    d. Se producirá un cambio importante en las vidas de las personas, con procesos de recuperación largos y costosos.

12. **Señale si son verdaderas o falsas las siguientes frases:**

    a. Un terremoto tendrá la misma repercusión social donde quiera que se produzca, debido a la virulencia de la catástrofe.

        ☐ Verdadero
        ☑ **Falso**

    b. Si se produce un atentado terrorista, la sociedad involucrada tiende a proteger al grupo que lo ha causado, para evitar conflictos mayores.

        ☐ Verdadero
        ☑ **Falso**

c. Tras muchas catástrofes en las que tanto la economía y la sociedad del país se han visto gravemente perjudicadas, los mismos individuos buscan formas al margen de las administraciones para mejorar la situación en todos los aspectos, principalmente prestándose apoyo.

☑ **Verdadero**
☐ Falso

13. **¿Qué cree que influirá negativamente en la resolución de una catástrofe?**

a. La rehabilitación de edificios e infraestructuras.
b. La honestidad de los políticos que gobiernen.
c. **Exclusión de grupos sociales minoritarios en la reinserción.**
d. Toma de medidas para prevenir una nueva catástrofe similar.

14. **Indique de los siguientes efectos cuál no se producirá sobre la salud pública tras un desastre.**

a. Exceso de mortalidad y morbilidad.
b. **Disminución de los riesgos medioambientales ya que el peligro ya se ha producido.**
c. El sistema sanitario se verá saturado.
d. Problemas sobre la salud mental y el comportamiento de los afectados.

15. **Diga si el siguiente enunciado es verdadero o falso.**

En una situación de una inundación súbita, hay un alto índice de mortalidad, así como lesiones muy graves. El riesgo de enfermedades transmisibles es muy alto, por pérdida de agua potable y mala gestión de los cadáveres. Se producen daños graves en las estructuras y programas sanitarios, así como otros localizados en el sistema de abastecimiento de agua. Es raro que se produzcan desplazamientos masivos de población, y es frecuente la escasez de alimentos.

☐ Verdadero
☑ **Falso**

Solucionario Capítulo 2

1. **Una emergencia es:**

    a. Pérdida brusca de la salud sin peligro de muerte.
    b. Aparición fortuita en cualquier lugar de un problema de etiología diversa y gravedad variable que genera la vivencia de necesidad de atención por parte del sujeto o de su familia.
    c. **Pérdida brusca de la salud, que conlleva a una situación crítica que debe tratarse para evitar la muerte.**
    d. Aparición brusca de la falta de salud que conlleva a una situación crítica que en caso de no ser tratada puede derivar en muerte.

2. **De las siguientes frases, diga cuáles son verdaderas o falsas con respecto a los SEM:**

    a. Se caracterizan por una serie de recursos individuales.

        ☐ Verdadero
        ☑ **Falso**

    b. Se sirven tanto de dispositivos móviles como fijos

        ☑ **Verdadero**
        ☐ Falso

    c. Precisa coordinación y un inicio simultáneo de todos los intervinientes.

        ☑ **Verdadero**
        ☐ Falso

    d. De los objetivos que tienen los SEM, la accesibilidad debe procurar que con la forma de actuar se obtengan un tiempo de reacción y de atención lo menor posible.

        ☐ Verdadero
        ☑ **Falso**

3. **El sitio físico donde se encuentran los profesionales destinados a la atención de las llamadas y en el que en ciertos lugares el responsable es un médico se denomina...**

    a. **... Centro Coordinador de Urgencias y Emergencias.**
    b. ... Centro Receptor de Llamadas.
    c. ... Centro de despacho de llamadas.
    d. ... Puesto de Mando Avanzado.

4. **Relacione los distintos vehículos de transporte sanitario con los que cuentan los SEM, con el tipo de pacientes que podrán trasladar.**

    a. Paciente inconsciente, con traumatismo craneoencefálico, porta respiración artificial y sueroterapia.
    b. Persona que tras ser estabilizada en urgencias de un hospital de segunda categoría, precisa ser visto por otros especialistas de un hospital de primera categoría.
    c. Paciente que ha sufrido una caída, se ha levantado por su propio pie y quiere ser visto en un centro de urgencias.
    d. Paciente que se ha precipitado desde un acantilado sobre unas rocas en un lugar muy alejado por carretera de un centro hospitalario.
    e. Persona mayor que quiere que se le atienda en su casa por un dolor lumbar.

    d. Helicóptero.
    c. Ambulancia de Soporte Vital Básico.
    a. UVI móvil.
    e. Vehículo médico para asistencia a domicilio.
    b. Ambulancia de Soporte Vital Intermedio.

5. **¿En qué modelo de asistencia médica se contempla que la actuación ante la emergencia médica se debe iniciar en el ámbito prehospitalario, de la mano de personal paratécnico, para ser asistidos los afectados de forma inmediata por los médicos del nivel intrahospitalario.**

    a. Modelo anglo-americano.
    b. Modelo español.
    c. Modelo franco-germano.
    d. **Todas las opciones son incorrectas.**

6. ¿Cuál de las siguientes opciones no es una característica de los órganos coordinadores en el área de crisis?

    a. Deberá estar siempre al mando un médico coordinador desde el centro coordinador, pero una vez en la zona de crisis se establecerá un bombero para cumplir con las funciones de coordinador.

    b. Se establecerá un Puesto de Mando Avanzado en el lugar del desastre, desde donde se llevará a cabo la coordinación.

    c. Si no hay un médico que pueda hacerse cargo de la coordinación, lo hará la persona sanitaria con mayor experiencia en situaciones similares.

    d. El coordinador deberá delegar la responsabilidad de las comunicaciones, tanto para con todos los que estén trabajando en la zona de la catástrofe como para con el Centro Coordinador, el cual deberá conocer los pormenores de la situación para valorar la necesidad de un mayor despliegue de fuerzas.

7. ¿Cuál de las siguientes afirmaciones no es cierta con respecto al sistema de despacho de llamada?

    a. Está atendido por teleoperadores.

    b. Las llamadas se gestionan a través de un sistema informático.

    c. Las llamadas, con los datos que se recogen en ellas, no son grabadas ni almacenadas para preservar la privacidad de la persona que solicita la ayuda.

    d. Tiene como ventaja que al localizarse la llamada se puede establecer de forma concreta el lugar desde el que se está realizando la petición de socorro.

8. De los siguientes procedimientos a seguir por el centro receptor de llamadas ante una situación de crisis, ¿cuál es verdadero?

    a. Se debe posponer la evaluación del impacto que la situación tendrá sobre la salud pública y el medioambiente.

    b. Se deberán estimar los recursos necesarios para la prestación de ayuda sanitaria siempre a la baja.

    c. La vigilancia de la seguridad y protección de las personas que intervienen en la catástrofe no se debe tener en cuenta ya que son profesionales.

    d. Se debe proceder a la evaluación de los riesgos ambientales derivados como derrumbes, escapes de gas, etc.

9. **Diga si son verdaderas o falsas las siguientes afirmaciones:**

   a. La víctima que sea catalogada en el primer triaje o clasificación con el color rojo será de poca gravedad.

      ☐ Verdadero
      ☑ **Falso**

   b. El responsable de la clasificación secundaria de las víctimas deberá actuar de forma rápida, sin entretenerse en registrar por escrito los tratamientos que haya aplicado a las víctimas.

      ☐ Verdadero
      ☑ **Falso**

   c. La primera asistencia a los pacientes deberá prestarse en zonas seguras.

      ☑ **Verdadero**
      ☐ Falso

10. **Dentro de la jerarquía de la comunicación en situaciones de crisis...**

    a. ... los grupos de intervención, orden, sanitario, asistencia técnica y logístico se encuentran al mismo nivel jerárquico, por lo tanto deberán manejar la misma información.
    b. ... el gabinete de información dependerá de la información que salga del Puesto de Mando Avanzado.
    c. ... el director del Plan de Emergencias y del Grupo Logístico serán los máximos responsables a la hora de manejar la información y tomar las decisiones de qué datos deben conocerse.
    d. ... el Centro de Coordinación de Emergencias será quien preste información exclusivamente al grupo de intervención y al grupo sanitario.

11. **La Protección Civil es:**

    a. Una agrupación de personal voluntario que participa en labores de asistencia cuando las autoridades requieren sus servicios, además de tomar parte en labores preventivas.
    b. **Un servicio público orientado al estudio y prevención de situaciones de riesgo, y a la actuación sobre las que puedan suceder.**

c. El organismo encargado de garantizar la seguridad de la ciudadanía.

d. Parte del Ministerio de Defensa.

12. Diga si son verdaderas o falsas las siguientes afirmaciones:

a. En 1976 se adoptó en Ginebra el Protocolo de Protección de las Víctimas de Conflictos Armados Internacionales.

□ Verdadero

☑ **Falso**

b. En España se desarrolla en 1941 el Protocolo de Ginebra, de la mano de entidades religiosas.

□ Verdadero

☑ **Falso**

c. En 1992 es cuando entra en vigor la primera Norma Básica de Protección Civil.

☑ **Verdadero**

□ Falso

13. Las funciones de Protección Civil son la previsión, la prevención, la planificación, la intervención, la formación y la rehabilitación. De todas ellas, ¿cuál tiene como base la elaboración e implantación de planes de emergencia que supongan una guía de actuación en situaciones críticas?

a. La formación.

b. La previsión.

c. **La planificación.**

d. La intervención.

14. ¿Cuál de los siguientes acciones es un objetivo del Sistema Nacional de Protección Civil?

a. La coordinación.

b. La solidaridad.

    c. La autonomía de organización y gestión.

    d. La formación.

15. **Señale si las siguientes frases son verdaderas o falsas, con respecto a las Unidades de Apoyo al Desastre:**

    a. Son un organismo estratégico dentro del sistema político de las Autonomías.

        ☐ Verdadero

        ☑ **Falso**

    b. Dentro de sus objetivos está la previsión y la evaluación de los riesgos y las necesidades que se presenten relacionadas con la causa de la catástrofe.

        ☑ **Verdadero**

        ☐ Falso

    c. Dentro de su estructura se puede encontrar una unidad de evaluación y coordinación, una de búsqueda y rescate, identificación de víctimas, telecomunicaciones de emergencias y, por último, una unidad de riesgos nucleares, químicos y biológicos.

        ☐ Verdadero

        ☑ **Falso**

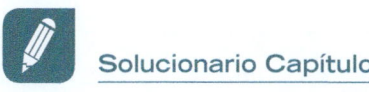

Solucionario Capítulo 3

1. ¿Qué se entiende por ayuda humanitaria?

    a. Al sinónimo de acción humanitaria.

    b. El conjunto de acciones de ayuda a las víctimas de desastres orientadas a aliviar su sufrimiento, y garantizar su subsistencia.

    c. A todas aquellas acciones de ayuda a las víctimas de desastres orientadas a aliviar su sufrimiento, a garantizar su subsistencia, proteger sus derechos fundamentales y defender su dignidad.

    d. Un conjunto diverso de acciones de ayuda a las víctimas de desastres orientadas a aliviar su sufrimiento, a garantizar su subsistencia, proteger sus derechos fundamentales y defender su dignidad, así como, en ocasiones, frenar el proceso de desestructuración socioeconómica de la comunidad y prepararlos ante desastres naturales.

2. Diga si son verdaderas o falsas las afirmaciones con respecto a los objetivos de la ayuda humanitaria:

    a. Se deben cubrir los servicios y bienes básicos para procurar la riqueza de las víctimas.

        ☐ Verdadero
        ☑ **Falso**

    b. Se debe evitar que la población se vuelva más vulnerable a los peligros, así como impedir el crecimiento económico.

        ☐ Verdadero
        ☑ **Falso**

    c. Se deberá llevar a cabo una rehabilitación temprana en caso de daños, para evitar el hacinamiento y los movimientos de personas.

        ☑ **Verdadero**
        ☐ Falso

3. Los principios básicos de la ayuda humanitaria son:

    a. Humanidad, imparcialidad, neutralidad y dependencia.
    b. Imperativa humanitaria, imparcialidad, neutralidad, dependencia, universalidad y proselitismo.
    c. Humanidad, imparcialidad, universalidad e independencia.
    d. Humanidad, imparcialidad, neutralidad e independencia.

4. Diga a qué principio hace referencia la siguiente afirmación: "Se considera una estrategia operativa dentro de la ayuda humanitaria para poder llevar a cabo la asistencia sin que exista peligro añadido para las víctimas y para los propios trabajadores que prestan la ayuda humanitaria".

    a. Neutralidad.
    b. Imparcialidad.
    c. Humanidad.
    d. Independencia.

5. ¿Cuál de las siguientes afirmaciones no son procedimientos a seguir por parte del país que presta ayuda humanitaria en casos de catástrofe?

    a. Comunicarse con el país damnificado para conocer las necesidades.
    b. Anunciar la ayuda que prestará.
    c. Emitirá comunicados para que se conozca a nivel internacional lo que es necesario.
    d. Establecerá las condiciones de llegada y partida al lugar.

6. Relacione las siguientes instituciones de ayuda humanitaria internacional con sus funciones y características.

    a. PMA.
    b. ACNUR.
    c. FAO.
    d. UNICEF.
    e. OMS.

c. Actúa ante daños severos en producciones agrícolas y explotaciones animales.
b. Recibió el premio Nobel de la Paz en 1954 y 1981 por su labor protectora con los refugiados.
e. Está compuesto por 193 países.
a. Suministra alimentos siempre que tenga recursos materiales y logísticos.
d. Se relaciona estrechamente con otras oficinas de la ONU y ONGS, siendo sus objetivos la salud, la educación y el bienestar de los niños y las madres.

7. **La principal misión del PNUD es:**

   a. Coordinación internacional.
   b. Educación y formación de personal humanitario.
   c. Supervisar las financiaciones.
   d. **Ayudar a los países a encontrar soluciones de desarrollo.**

8. **Indique si es verdadera o falsa la siguiente afirmación sobre la OMS:**

   La Organización Mundial de la Salud tiene como principales funciones el liderazgo en temas cruciales para la salud internacional y participar en alianzas cuando se requiere; determina las líneas de investigación y difusión de conocimientos; establece normas sobre salud y promueve su seguimiento y aplicación en la práctica; y formula opciones de política que aúnen los principios éticos desde una base científica fundamentada.

   ☑ **Verdadero**
   ☐ Falso

9. **¿Cuál de las siguientes afirmaciones es falsa con respecto al Comité Internacional de la Cruz Roja y la Media Luna Roja?**

   a. **Es la organización humanitaria más antigua (nacida en 1863) de la mano del suizo Henry Dunant.**
   b. Cuenta con sociedades en 187 países del mundo.
   c. Como objetivos cuenta con la provisión de alimentos, refugios, agua y saneamiento, suministros médicos, telecomunicaciones y trabajo de voluntariado.
   d. Los símbolos oficiales son la Cruz Roja, la Media Luna Roja y el Cristal Rojo.

10. **Diga a qué convenio, ley o tratado de regulación de la ayuda humanitaria hacen referencia estas palabras: "[...] nadie estará sometido a esclavitud ni a servidumbre [...]".**

  a. **Declaración Universal de los Derechos Humanos.**
  b. Convención Internacional sobre la Eliminación de todas las formas de Discriminación Racial.
  c. Convenio de Ginebra.
  d. Convención sobre la prevención y sanción del delito de genocidio.

11. **Relacione las siguientes leyes y convenios:**

  a. Pacto Internacional de Derechos Civiles y Políticos.
  b. Pacto Internacional de Derechos Económicos, Sociales y Culturales.
  c. Convención sobre la Prevención y Sanción del Delito de Genocidio.
  d. Convención sobre el Estatuto de los Refugiados.
  e. Convención sobre los Derechos del Niño.

  d. Países como India no lo han reconocido.
  c. Define el genocidio como cualquiera de los crímenes perpetrado con intención de destruir un grupo nacional, étnico, racial o religioso.
  a. Se reconocen los mecanismos para la protección de los derechos civiles.
  b. Se promete proteger y garantizar los derechos en lo referente a la cultura y el nivel de vida adecuado.
  e. Estados Unidos no lo ratificó porque se niega a cumplir con la ordenanza de no aplicar condenas de muerte a menores de 18 años.

12. **Diga de las siguientes afirmaciones cuáles son verdaderas o falsas:**

  a. El campamento de refugiados más grande del mundo se encuentra en Somalia, integrado por población procedente de Kenia.

      ☐ Verdadero
      ☑ **Falso**

  b. Un campamento debe garantizar la seguridad y la salud de sus habitantes.

      ☑ **Verdadero**
      ☐ Falso

c. El tamaño del campamento no dependerá del tipo de catástrofe o de la forma en que se haya producido, siempre deberá ser constante.

☐ Verdadero
☑ **Falso**

d. ACNUR establece tres tipos de soluciones duraderas una vez se haya disuelto un campamento humanitario.

☑ **Verdadero**
☐ Falso

e. Los eslabones de la cadena de gestión de suministros son abastecimiento, transporte y distribución.

☐ Verdadero
☑ **Falso**

13. Señale la opción correcta con respecto a las formas principales de adquisición de suministros de ayuda humanitaria.

a. Las compras.
b. Las donaciones.
c. Los préstamos.
d. Todas las opciones son correctas.

14. Señale si las siguientes afirmaciones son verdaderas o falsas:

a. El Proyecto Esfera fue creado por la ONU para unir todas las leyes del derecho de ayuda humanitaria internacional.

☐ Verdadero
☑ **Falso**

b. La Carta Humanitaria señala tres principios básicos para prestar ayuda humanitaria: el derecho a vivir dignamente, no distinguir entre combatientes y no combatientes y el principio de no devolución.

☐ Verdadero
☑ **Falso**

c. Las normas mínimas en materia de agua, saneamiento y fomento de la higiene incluyen la prestación de ropa, instrumental para la higiene diaria y objetos para la vida cotidiana y la limpieza, entre otros.

☐ Verdadero
☑ **Falso**

15. **Diga cuál de las siguientes frases son normas mínimas en materia de refugios y asentamientos:**

a. Higiene personal.
b. Trabajos de avenamiento.
c. **Impacto medioambiental.**
d. Número de letrinas.

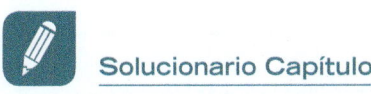

Solucionario Capítulo 4

1. **La inteligencia sanitaria es:**

   a. La selección y presentación de información de manera que se pueda llevar a cabo acciones que mantengan la salud de pacientes como de comunidades, valorando las prioridades y las alternativas más efectivas.
   b. **Útil para conseguir una respuesta óptima a los problemas de salud.**
   c. Se basa en la adaptación a lo demandado tras la situación, aumentando el margen de incertidumbre para los damnificados y para la población general.
   d. Es una herramienta básica para las autoridades políticas para tomar decisiones en el ámbito de una catástrofe.

2. **¿Cuál de los objetivos que caracterizan a la inteligencia sanitaria es falso?**

   a. Obtención de datos de calidad sobre acontecimientos sanitarios.
   b. **Formalización de conceptos necesarios para mejorar la forma adecuada de riesgos y problemas de salud.**
   c. Identificación de problemas tanto de gestión como de salud.
   d. Usar concienzudamente los recursos disponibles.

3. **Señale si son verdaderas o falsas las siguientes afirmaciones con respecto a las fuentes de información:**

   a. Es aconsejable analizar el contenido de la prensa.

   ☑ **Verdadero**
   ☐ Falso

   b. Se deben hacer encuestas entre los políticos para conocer los datos previos al desastre.

   ☐ Verdadero
   ☑ **Falso**

   c. Las fotografías aéreas y las imágenes por satélite son lo más efectivo para conocer el alcance del desastre.

      ☐ Verdadero
      ☑ **Falso**

4. ¿Qué limitaciones tienen aún las bases de datos? Señale la incorrecta.

   a. Falta un sistema estandarizado para la recolección de los datos.
   b. No todas las bases de datos están abiertas al público.
   c. **Las pérdidas económicas se cuentan al alza.**
   d. Los indicadores de impacto no son unánimes.

5. Diga si las frases son verdaderas o falsas, sobre los signos y síntomas que aparecen en la población afectada por catástrofes:

   a. Miedo, ansiedad y dolor físico.

      ☑ **Verdadero**
      ☐ Falso

   b. Cambios de humor y de identidad.

      ☑ **Verdadero**
      ☐ Falso

   c. Acercamiento a su entorno social y pérdida de concentración y memoria.

      ☐ Verdadero
      ☑ **Falso**

   d. Dificultades para trabajar y aumento de la concentración.

      ☐ Verdadero
      ☑ **Falso**

e. Se genera estrés en la comunidad, y es bueno que se dejen de lado actividades de ocio para que se eviten reyertas.

☐ Verdadero
☑ **Falso**

6. **¿Cuál de los siguientes objetivos es el principal de la clase política de cara a una situación de catástrofe?**

a. Llevar a cabo labores de asistencia suficientes para dar cobertura a la población.
b. Claridad en la información que se presta a la ciudadanía.
c. Dar una buena imagen de cara a la opinión internacional.
d. **Prevención.**

7. **¿Cuáles son los efectos económicos más comunes en los desastres?**

a. Aumentan los ingresos de forma temporal.
b. Disminuye el desempleo.
c. **Se interrumpen los servicios de suministro de agua y electricidad, entre otros.**
d. Disminuye la producción de bienes y servicios solo de forma inmediata.

8. **¿Qué situación puede desencadenar un cambio en las costumbres de las personas afectadas por catástrofes?**

a. **La reorganización de la población en nuevos lugares, con culturas y costumbres distintas.**
b. La pérdida de sus bienes materiales.
c. La pérdida de los trabajos de los damnificados.
d. La planificación de actividades que ayuden a mantener las costumbres de los huéspedes en el lugar de alojamiento.

9. Diga si es verdadera o falsa la siguiente afirmación:

Dentro de las funciones de los equipos religiosos que prestan asistencia tras una catástrofe están acompañar a las familias durante el proceso de reconocimiento de cadáveres, confortar espiritualmente a los supervivientes, inculcar sus ideas a personas que no sean afines a su religión para que encuentren consuelo y aconsejar a los damnificados sobre las obligaciones religiosas a respetar.

      ☐ Verdadero
      ☑ **Falso**

10. ¿Cuál es la respuesta incorrecta en relación a que lo que los estudios científicos han demostrado sobre las familias sometidas a una situación de catástrofe?

      a. Los hombres no trabajan y las mujeres no pueden llevar a cabo sus tareas cotidianas.
      b. Se reduce poco a poco el apoyo externo sobre las familias, sobre todo en el aspecto económico y religioso.
      c. Cambian o desaparecen las funciones o roles familiares, causando estrés que a veces da lugar a mayores rupturas de la unidad familiar.
      d. Quienes han presenciado muertes o situaciones de extremo peligro sufren un estado de alerta constante que perjudica a las relaciones.

11. ¿Qué es la demografía?

Es la ciencia que estudia la estructura de la población y su dinámica, en relación con las formas de subsistencia, los recursos disponibles y el desarrollo de la población.

12. ¿Qué efectos tienen las catástrofes sobre las enfermedades?

      a. Se produce una debilidad del sistema inmunitario, derivado de situaciones de cansancio físico.
      b. Aumenta la exposición a enfermedades, sobre todo cuando hay situaciones de movimientos de personas.
      c. Se estabiliza la aparición de enfermedades mentales.
      d. Las infecciones gastrointestinales se producen por vectores como larvas y mosquitos contaminados.

13. Diga de las siguientes afirmaciones cuáles son verdaderas o falsas:

a. Tras una catástrofe se produce una pérdida de la capacidad de planificación y gestión sanitaria porque se paralizan los servicios desde las administraciones centrales.

  ☐ Verdadero
  ☑ **Falso**

b. Se reducen los medios financieros y humanos disponibles para sanidad, sobre todo los programas preventivos.

  ☑ **Verdadero**
  ☐ Falso

c. Se produce una reducción de las infraestructuras sanitarias sobre todo de vacunas.

  ☐ Verdadero
  ☑ **Falso**

d. La situación de catástrofe no afecta al acceso que tiene la población a los servicios sanitarios, de hecho, resultará más sencilla esta asistencia por la llegada de personal de ayuda humanitaria.

  ☐ Verdadero
  ☑ **Falso**

e. Para garantizar la supervivencia de la estructura sanitaria, la administración debe suministrar atención a las víctimas en todos los aspectos.

  ☑ **Verdadero**
  ☐ Falso

14. Señale cuál de los elementos siguientes pueden verse afectados por la orografía de un lugar en lo que respecta a catástrofes naturales:

a. La nubosidad.
b. Los vientos.
c. Las precipitaciones.
d. Todas las opcioness son correctas.

15. Señale si las siguientes frases son verdaderas o falsas:

a. Tras la catástrofe, se dará una situación de dificultad para acceder a la zona y aumento del riesgo para entrar a los lugares afectados.

☑ **Verdadero**
☐ Falso

b. El daño sobre las infraestructuras provocará un aumento de los recursos humanos disponibles.

☐ Verdadero
☑ **Falso**

c. Una de las redes de comunicación más utilizada en situaciones de catástrofes es la telefonía fija, y también los faxes.

☐ Verdadero
☑ **Falso**

d. En los últimos años se han introducido las nuevas tecnologías de internet y sus aplicaciones de redes sociales para la localización de personas desaparecidas tras catástrofes.

☑ **Verdadero**
☐ Falso

e. Los sistemas de radio utilizados como redes de comunicación en catástrofes son las VHF y las FV.

☐ Verdadero
☑ **Falso**

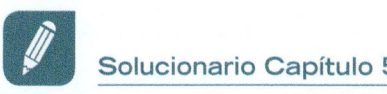

Solucionario Capítulo 5

1. ¿Qué definición da la Real Academia Española de mando?

    a. Imponer un precepto.
    b. Autoridad y poder que tiene el superior sobre sus súbditos.
    c. Encomendar o encargar algo.
    d. Manifestar la voluntad de que se haga algo.

2. Señale si las frases son verdaderas o falsas:

    a. Mandar es regir, gobernar, tener el mando sobre la autoridad.

        ☐ Verdadero
        ☑ **Falso**

    b. Las atribuciones son los poderes conferidos a las personas que ejercen el mando.

        ☑ **Verdadero**
        ☐ Falso

    c. La coordinación es una cualidad personal por la cual las personas tienen la capacidad de adelantarse a los demás a la hora de hacer una propuesta o llevar a cabo una acción.

        ☐ Verdadero
        ☑ **Falso**

3. De las siguientes afirmaciones, diga cuál es la incorrecta con respecto al concepto de gestión de la autoridad.

    a. La autoridad es el poder, la potestad, la legitimidad o la facultad para coordinar, que normalmente es ejercida por los militares.
    b. La autoridad exige de la obediencia de las personas que conforman el equipo.
    c. La autoridad delimita quién ejercerá el mando sobre el equipo.
    d. El mando es el que hace efectivas las órdenes de la autoridad.

4. ¿Cuál de las siguientes frases es una cualidad del mando?

    a. Conocimientos teóricos y prácticos.
    b. Generar sentimiento de equipo.
    c. Tener un gran sentido de la responsabilidad.
    d. Todas las opciones son correctas.

5. De las siguientes frases, ¿qué hecho está en consonancia con los principios básicos de la jerarquía de mando?

    a. Puede romper la cadena de mando.
    b. Delegará aquellas tareas que crea oportunas así como el dar órdenes.
    c. Puede ejercer el mando sin atribuciones pero con responsabilidad.
    d. No puede renunciar al mando en mitad de una misión.

6. En caso de que acuda una persona y se quiera cambiar la jerarquía de mando, ¿qué situación podrá provocar esta acción?

    a. Un protocolo de actuación.
    b. Una coordinación más eficaz.
    c. Una situación de desconcierto.
    d. Dará órdenes que también deben cumplirse.

7. Los datos determinantes que debe conocer la autoridad son:

    a. La naturaleza del suceso, la cantidad de víctimas, las características de las patologías, la extensión del terreno afectado, los recursos disponibles y el tiempo estimado de actuación.
    b. La naturaleza del suceso, la cantidad de víctimas, las características de las patologías, la extensión del terreno afectado y los recursos disponibles.
    c. La naturaleza del suceso, la cantidad de víctimas, la cantidad de casas e infraestructuras destruidas, las características de las patologías, la extensión del terreno afectado y los recursos disponibles.
    d. La naturaleza del suceso, la cantidad de víctimas, la extensión del terreno afectado, los recursos disponibles y el tiempo estimado de actuación.

8. Aquellos sobre los que recae las responsabilidades relacionadas con la toma de decisiones, y ejercen una influencia o poder social definen a...

    a. ... el jefe o mando superior.
    b. ... los cargos.
    c. ... el jefe de triaje.
    d. ... la jerarquía de mando.

9. Indique si es verdadera o falsa la siguiente afirmación:

En situaciones de catástrofe, la prensa y los propios damnificados se muestran cautos para con la información que se deriva de la situación, pidiendo una información básica y sin interesarse por las decisiones tomadas por las autoridades.

    ☐ Verdadero
    ☑ **Falso**

10. Dentro de las infraestructuras de mando se integran una serie de instrumentos que son:

    a. El puesto de mando.
    b. Cargos bien definidos, que no precisan uniformes para ser identificados.
    c. Protocolos solo de evacuación.
    d. Puestos de mando fijos, para mayor resistencia ante eventualidades.

11. ¿Qué funciones no se desarrollan desde el PMA?

    a. Dirige la situación desde el lugar de la catástrofe.
    b. Establece los modos de evacuación.
    c. Acumula información y la da al gabinete de crisis para que la haga pública.
    d. Coordina a todos los jefes de los distintos equipos.

12. Diga de las siguientes afirmaciones cuáles son verdaderas o falsas:

a. Existirá un jefe de transporte, encargado de llevar a las autoridades exclusivamente.

☐ Verdadero
☑ **Falso**

b. La persona que manda en ocasiones se excede en sus funciones, volcándose en dar información y otras tareas secundarias.

☑ **Verdadero**
☐ Falso

c. No es importante para el mando disponer de instrumental.

☐ Verdadero
☑ **Falso**

d. El gabinete de crisis está formado por las autoridades políticas y el mando superior.

☐ Verdadero
☑ **Falso**

13. Señale a qué hace referencia la siguiente definición: "Es un sistema sencillo y muy rápido de coordinación, que se basa en la disposición de los vehículos de cada mando".

a. Los puestos de mando avanzados.
b. Los puestos de mando eventuales.
c. Las estrellas de coordinación.
d. Todas las opciones son correctas.

14. ¿Cuál de las siguientes frases es una responsabilidad general del mando sanitario?

a. Prever los riesgos a los que se verán expuestos los miembros de su equipo y poner medios para evitarlos.
b. Formar parte del Puesto de Mando Avanzado.

c. Coordinar la actividad desarrollada en el puesto de mando específico sanitario.

d. Las opciones b y c son correctas.

15. **Diga si son verdaderas o falsas las siguientes frases con respecto a las responsabilidades específicas del mando sanitario.**

    a. Determinará las zonas donde se ha de instalar el PMA.

       ☐ Verdadero
       ☑ **Falso**

    b. Debe conocer las dimensiones de la situación y solicitar los apoyos necesarios para cubrir las necesidades.

       ☑ **Verdadero**
       ☐ Falso

    c. Las actividades llevadas a cabo deberán ser fruto de la experiencia que tenga, ya que en estas situaciones no es posible planificar la actuación a llevar a cabo.

       ☐ Verdadero
       ☑ **Falso**

Solucionario 2
Logística sanitaria en catástrofes

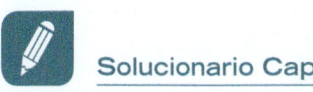

Solucionario Capítulo 1

1. **¿Qué es una catástrofe según la OMS?**

Una catástrofe es un acontecimiento inesperado que afecta a una comunidad produciendo una desproporción entre las necesidades de diversa índole generadas por tal acontecimiento y los recursos existentes en dicha comunidad para atenderlos.

2. **¿En qué año la Sociedad Española de Medicina Intensiva desarrolló el Plan de Actuación Sanitaria de Urgencia (PASU), que establece los principios para la creación de un Sistema de Asistencia Médica de Urgencia?**

    a. 1974
    b. 1985
    c. 1975
    d. 1984

3. **Complete la siguiente frase:**

En el caso de un accidente de naturaleza nuclear se utilizarán vehículos de **descontaminación**. Si la ayuda se puede realizar por medios acuáticos se utilizarán vehículos **anfibios**.

4. **Relacione los siguientes conceptos:**

    a. Etiqueta amarilla.
    b. Etiqueta negra.
    c. Etiqueta roja.
    d. Etiqueta azul.
    e. Etiqueta verde.

    e. Urgencias demorables.
    b. Fallecidos.
    d. Urgencias sobrepasadas.
    a. Urgencia que puede demorarse entre 2 y 4 horas.
    c. Urgencias extremas o emergencias.

5. ¿Qué nombre recibe la escala de valoración neurológica?

Escala de Glasgow.

6. ¿Qué tipo de dispositivo permite la ventilación manual, sin llegar a aislar completamente la vía aérea, de una forma fácil y sin necesidad de material extra?

Mascarilla laríngea.

7. Los dispositivos que permiten llegar desde el exterior a vasos venosos cercanos al corazón, ¿se denominan catéteres venosos periféricos?

No, son catéteres de acceso venoso central.

8. De los siguientes dispositivos, ¿cuál permite la inmovilización del cuello de la víctima junto con el collarín cervical?

    a. **Dama de Elche**
    b. Colchón de vacío
    c. Férula
    d. Todas las opciones son correctas.

9. En la valoración del paciente, ¿qué significan las siglas XABCDE?

- X: control de la hemorragia exanguinante: compresión, hemostasia, torniquete si precisa.
- A: vía aérea permeable: apertura de la vía, aspiración de secreciones, retirada de objetos, etc.
- B: respiración *(breathing),* valorar signos vitales relacionados con la respiración (movimientos respiratorios, SpO2, aporte de oxígeno si es necesario).
- C: valoración de la circulación (pulso) y otras hemorragias.
- D: valoración de déficit y estado neurológico: aplicar la escala de coma de Glasgow, valorar pupilas, etc.
- E: exposición y control de la hipotermia: abrigar.

10. **¿Cómo se denomina la zona donde se van a desplegar los equipos médicos que van a prestar las primeras atenciones, y dónde se va a realizar la clasificación y dispersión de afectados?**

Área de socorro.

11. **Determine si la siguiente información es verdadera o falsa:**

Los contenedores de transporte son estructuras que permiten la movilización e identificación fiable del material de primera intervención. Deben estar organizados de forman que puedan ser desplazados fácilmente por dos personas y que la dotación por unidad o equipo tenga cobertura para unos cien pacientes en la zona de la catástrofe.

        ☐ Verdadero
        ☑ **Falso**

12. **Los contenedores de color azul son los encargados de transportar...**

        a. ... material de intervención.
        b. ... material respiratorio.
        c. ... material circulatorio.
        d. ... material pediátrico.

13. **Complete la siguiente oración.**

El **laringoscopio** tiene una estructura dividida en mango con forma cilíndrica y que aloja a las pilas, y unas palas de diferente tamaño, cada una de ellas con una lámpara en su extremo distal que proporciona una fuente de luz.

14. **Defina las siglas: PM, PMA y CECOP.**

PM: Puesto de Mando.
PMA: Puesto Sanitario de Mando Avanzado.
CECOP: Centro de Coordinación Operativa.

15. ¿Cómo se denomina el material que permite la inmovilización completa del paciente mediante vacío de colchón neumático?

Colchón de vacío.

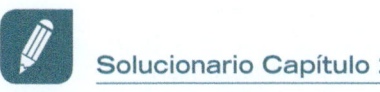

Solucionario Capítulo 2

1. **De las siguientes frases, indique cuál es verdadera o falsa:**

   Es una ventaja en el uso de helicópteros medicalizados en casos de catástrofes que dispongan estos de una bodega con capacidad ilimitada.

   ☐ Verdadero
   ☑ **Falso**

2. **¿Para qué cree que es necesario conocer el volumen de la carga a transportar y la dirección de esta?**

   Para determinar el tipo y la cantidad de transporte a emplear.

3. **¿Qué ventajas presenta el realizar una compra local? ¿Y qué inconvenientes?**

   Presenta la ventaja de su rápida entrega, un coste menor y, de forma colateral, es un apoyo a la economía local o nacional. Sin embargo, presenta el inconveniente de no estar siempre disponible la cantidad y calidad requerida y causar un posible desabastecimiento en el mercado local.

4. **En emergencias colectivas, el recurso que es a bajo coste y estimula la solidaridad nacional e internacional es:**

   a. Importación.
   b. Préstamo.
   c. Donación.
   d. Subrogación.

5. **Complete la siguiente frase.**

   El espacio donde los productos permanecen por largo tiempo, o bien esperando su traslado al terreno de manera inmediata o a un sector secundario, se denomina **sector general**.

6. **¿A qué grupos farmacológicos pertenecen los siguientes medicamentos?**

   a. Metronidazol: **antibióticos.**
   b. Ketoconazol: **antifúngico.**
   c. Teofilina: **respiratorio.**
   d. Ibuprofeno: **AINE.**

7. **¿Qué característica de conservación precisan las vacunas?**

   Necesidad de refrigeración.

8. **Complete la siguiente frase:**

   Las radios de alta frecuencia también llamadas de **onda corta** permiten el establecimiento de un rango de contacto corto, medio o largo dependiendo de la **frecuencia** en
   la que se module.

9. **¿Qué tipo de hepatitis es transmitida vía sexual o por transfusión sanguínea?**

   a. Hepatitis A.
   b. Hepatitis C.
   c. **Hepatitis B.**
   d. Hepatitis E.

10. **¿Qué se conoce con el nombre de *crack system*?**

    Aquella emergencia de gran volumen que alcanza un punto máximo donde el sistema
    logístico no es capaz de controlar el caos generado.

11. **La administración de desastres, ¿en qué consiste?**

    En el ejercicio de las políticas y decisiones administrativas y actividades de la opera-
    ción que forman parte de las diferentes fases del desastre en todos sus niveles.

12. De los siguientes medios de transporte, ¿cuál de ellos admite un gran volumen de carga?

    a. Barco.
    b. Avión.
    c. Helicópteros.
    d. Tren.

13. La importación de suministros, ¿qué inconvenientes presenta?

Aumenta el tiempo de entrega, los costes por transporte y no se apoya en la economía local.

14. Indique si la siguiente afirmación es verdadera o falsa.

Una buena gestión de la crisis implica la evaluación de los requerimientos, gestionando el abastecimiento, transporte y recursos materiales y humanos.

    ☑ **Verdadero**
    ☐ Falso

15. Complete la siguiente frase.

Los suministros de uso diario o frecuente estarán ubicados en el sector de rotación **rápida**.

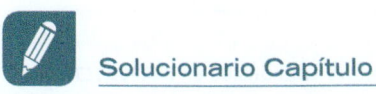

Solucionario Capítulo 3

1. **De las siguientes frases, indique cuál es verdadera o falsa.**

   El transporte de Soporte Vital Básico es llamado también transporte convencional o no asistido.

   ☐ Verdadero
   ☑ **Falso**

   En la atención extrahospitalaria se usan ondas cortas de alta frecuencia (VHF).

   ☐ Verdadero
   ☑ **Falso**

   La gestión y administración en desastres consiste en el establecimiento de programas de planificación, organización, dirección, control, evaluación y capacitación de los recursos institucionales, humanos y operativos que, de forma conjunta, deben elaborar e integrar.

   ☑ **Verdadero**
   ☐ Falso

2. **¿Qué tipo de pacientes van a beneficiarse en primer lugar del transporte aéreo por helicóptero?**

   Los pacientes que más se benefician de este medio son aquellos que precisan la estabilización precoz en el lugar del siniestro.

3. **¿Qué ventajas presenta el transporte aéreo? ¿Qué inconvenientes?**

   Entre las ventajas de este medio destacan la puntualidad, accesibilidad, rapidez del dispositivo y comodidad. Como contrapartida presenta entre otras el ruido generado, vibraciones, altitud, necesidad de helipuertos improvisados y cribado de pacientes.

4. ¿Cómo puede convertirse una ambulancia de Soporte Vital Básico en medicalizada?

Dotándolas con un monitor de constantes, un respirador y personal sanitario especializado en urgencias.

5. Complete la siguiente frase:

Para racionalizar el consumo de la energía se establecerán medidas de **conservación** como el establecimiento de **horarios y prioridades,** así como el consumo de lámparas de **bajo consumo** o fluorescentes.

6. Una unidad de Soporte Vital Avanzado, ¿qué dotación humana necesita?

Médico, enfermero y técnico en emergencias sanitarias

7. ¿Qué características debe presentar un refugio?

Dar seguridad a nivel emocional y proporcionar intimidad, proteger contra el calor, lluvia viento y frío y disponer de zona para bienes y pertenencias.

8. Relacione los siguientes conceptos:

  a. Emisor.
  b. Red.
  c. Malla.
  d. Receptor.
  e. Transmisión.

  e. Proceso por el que se envía la información a distancia.
  d. Elemento que recibe el mensaje.
  a. Elemento que codifica el mensaje y lo dirige hacia el destino.
  b. Grupos de equipos de comunicación conectados a un centro de coordinación.
  c. Conjunto de redes conectadas mediante un centro de coordinación que conforman un sistema de comunicación con frecuencias o tonos distintos para poder hacer alineaciones selectivas de la comunicación a nivel emisor y receptor.

9. ¿Cuáles son las siglas del código que permite la clasificación internacional de enfermedades?

CIE.

10. Complete la siguiente frase:

El agua a suministrar en el campamento puede ser **superficial,** es decir, aquella cuya procedencia son los ríos o los lagos. Y **subterráneas,** obtenida mediante perforaciones y pozos.

11. ¿Qué nombre recibe el dispositivo que analiza los gases arteriales?

Capnógrafo.

12. ¿En qué tipo de patología está indicado el uso de salbutamol? ¿Y la fenitoína?

En pacientes con problemas respiratorios y en convulsiones.

13. ¿Cómo se denomina el aparato que detecta de forma inmediata la frecuencia cardiaca (FC) y la saturación de O2 en un paciente y es ideal en emergencias para la detección de problemas respiratorios y seguimiento de taquicardias y bradicardias?

Pulsioxímetro.

14. Complete la siguiente oración:

En equipos de intervención inmediata en la catástrofe puede resultar útil el uso de generadores eléctricos con motores de **gasoil** o **gas natural** para la producción de suministro de corriente alterna monofásica o trifásica, idónea para la iluminación y equipos de electromedicina en la zona del siniestro, y también para hacer más cómoda la estancia en los campamentos temporales, generando **corriente** y, por tanto, **iluminación.**

15. ¿A qué tipo de vía de administración corresponden las diferentes siglas usadas en el tratamiento de multitud de patologías: VO, IM, IV, SC, SL o R?

Vía oral (VO), vía intramuscular (IM), intravenosa (IV), subcutánea (SC), sublingual (SL) y rectal (R).

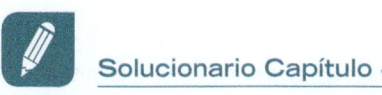

Solucionario Capítulo 4

1. ¿Qué objetivo presentan las estructuras asistenciales?

Alojar y rescatar a los lesionados con un mínimo de secuelas y facilitar su traslado a los centros sanitarios en las mejores condiciones hemodinámicas posibles.

2. Complete el siguiente enunciado:

El **hospital de campaña** es una estructura sanitaria móvil que puede **desplegarse**, instalarse y agrandarse con rapidez para satisfacer las necesidades inminentes de atención sanitaria durante un tiempo determinado. La atención médica inicial de emergencia debe establecerse en base a la capacidad operativa en el transcurso de las primeras **24 horas** tras el desastre.

3. ¿Qué estructura intermedia se ubica entre el Puesto Médico Avanzado y los centros asistenciales?

El Puesto Médico de Evacuación (PME).

4. Señale si la siguiente frase es verdadera o falsa:

La estructura encargada del manejo inicial de las víctimas y de los accidentados y su posterior evacuación hacia los recintos hospitalarios es el hospital de campaña.

☐ Verdadero
☑ **Falso: La estructura encargada es el Puesto Médico Avanzado.**

5. Explique qué función tienen los siguientes elementos y estructuras:

a. **Área de triaje:** clasificación de los heridos.
b. **DESA:** es un desfibrilador semiautomático indicado para la descargas eléctricas en determinadas arritmias ventriculares.
c. **Mando de evacuación:** deberá transmitir al centro hospitalario de referencia las lesiones detectadas y sus parámetros vitales.
d. **Aparato de ECG:** es un aparato que permite registrar la actividad eléctrica del corazón.

6. **¿Qué volumen de victimas deben atender los dos respiradores de ventilación mecánica estipulados para el Puesto Médico Avanzado? ¿Y las vías de canalización periféricas y centrales?**

30 pacientes. Las vías periféricas y centrales a 100 pacientes.

7. **¿En qué tipo de estructuras del Puesto Médico de Evacuación se puede encontrar la morgue? ¿Qué estructura presenta capacidad para hospitalización de 100 camas?**

En la estructura básica y estructura elaborada. La elaborada.

8. **¿Qué duración es la estimada para el funcionamiento de un hospital de campaña?**

Al menos un año.

9. **Señale si la siguiente frase es verdadera o falsa:**

El Puesto de Mando Avanzado (PMA) es el lugar fijo donde se van a ejercer las funciones de coordinación, comunicación y centralización de la información, con el objetivo de evaluar la situación de emergencia.

☐ Verdadero
☒ **Falso: Es el Centro de Coordinación Operativa (CECOP)**

10. **¿En qué tipo de estructura eventual se localizan las zonas de transmisiones, de control y de apoyo? ¿Qué misión tienen cada una de ellas?**

En el CECOP y se van a diferenciar las siguientes zonas:

▌ Zona de transmisiones donde se ubicarán todos los equipos técnicos que van a intervenir en las comunicaciones.
▌ Zona de control o coordinación de las operaciones, desde donde se hace un seguimiento y se planifican las operaciones.
▌ Zona de apoyo con dotación de recursos para la toma inmediata de decisiones (mapas, estaciones meteorológicas, etc.).

11. ¿Qué entiende por grupos de acción? ¿Qué grupos conoce?

Los grupos de acción son los responsables de la estructura operativa bajo un único mandato. Los distintos grupos de acción que van a intervenir en la emergencia son los siguientes:

- Grupo de especialistas sanitarios.
- Grupo de intervención.
- Grupo de asistencia técnica.
- Grupo de logística.
- Grupo de orden.

12. ¿A quiénes corresponden las siguientes funciones?

- a. Señalizar las rutas de acceso y salida.
- b. Etiquetar a cada víctima con la tarjeta de color correspondiente.
- c. Coordinar el PMSAN.
- d. Gestionar la medicación de la asistencia.
- e. Identificación de zonas para el despliegue sanitario y su sectorización.

- **e.** Mando sanitario.
- **c.** Mando sanitario.
- **d.** Director de socorros médicos.
- **a.** Jefe de evacuación.
- **b.** Jefe de triaje.

13. De las siguientes funciones, ¿cuál de ellas no pertenece al director de socorros médicos?

- a. Detección de problemas específicos de la zona como desastre biológico, nuclear, químico, etc.
- b. Solicitar nuevos medios materiales y humanos.
- c. Gestionar la medicación de la asistencia.
- d. **Registrar los pacientes evacuados.**
- e. Gestionar la evacuación de las camillas.
- f. Establecer comunicación por diversos medios con el jefe médico del Puesto Sanitario Avanzado.

14. **¿A qué mando corresponde clasificar los medios aéreos y terrestres en función de las posibilidades de evacuación?**

Al jefe de evacuación.

15. **¿Qué estructura es la encargada de facilitar la integración de todas las entidades participantes en la incidencia sanitaria, y su localización debe ser en una zona cercana a la catástrofe?**

Puesto de Mando Avanzado (PMA).

Solucionario Capítulo 5

1. **¿Qué otro nombre recibe el inmovilizador de cabeza? ¿Qué características presenta?**

Dama de Elche. Las características son: presenta una base y dos estructuras laterales con cinta de fijación en frente y mentón. Se le conoce con el nombre de "Dama de Elche". Presenta dos bloques de espuma ligera de peso y fácil manejo. Su cubierta por lo general es de plástico lo que facilita su posterior limpieza. Estos bloques presentan unos orificios por donde se puede observar y tratar una posible otorragia.

2. **De las siguientes frases, indique cuál es verdadera o falsa:**

Las férulas de tracción están indicadas para luxaciones y fracturas de los miembros superiores.

☐ Verdadero
☑ **Falso**

El catéter venoso central permite administrar un volumen rápido de líquidos, nutrición enteral y, una vez canalizado mediante la conexión de monitores, realizar mediciones de distintas presiones.

☐ Verdadero
☑ **Falso**

Los guantes de tres capas presentan una capa externa de látex, otra intermedia de látex y nitrilo y una interna también de nitrilo en contacto con la mano.

☑ **Verdadero**
☐ Falso

3. **¿Qué finalidad presenta la apertura anterior que tiene el collarín cervical?**

Poder acceder al pulso carotídeo y permitir el acceso a la tráquea en caso de realización urgente de traqueostomía.

4. Complete las siguientes frases:

Los contendores de color **amarillo** son de exclusivo uso pediátrico.

Los contenedores de color azul son los encargados de acoger el material de apoyo **ventilatorio**.

Los contenedores de color **rojo** van a disponer de material de apoyo circulatorio.

5. ¿Qué tipo de dispositivo presenta un conector universal o Luer lock?

Sistema de suero.

6. ¿Qué finalidad presenta el reservorio de los resucitadores manuales?

Aumentar la concentración de oxígeno casi al 100 %.

7. De los siguientes elementos, ¿cuál de ellos no guarda relación con la técnica de intubación endotraqueal?

    a. Palas de laringoscopio del tamaño adecuado.
    b. Mango de laringoscopio tipo Dolphin.
    c. Cánula orofaríngea.
    d. Aparato y sondas de aspiración.
    e. Lubricante.
    f. Pinza de pean.
    g. Fiadores metálicos para facilitar la intubación.
    h. Jeringa de 10 ml para llenar el balón endotraqueal.

8. ¿Qué unidad se utiliza para medir elementos sanitarios tubulares?

French o Charrier.

9. ¿Qué tipo de elemento pediátrico presenta la codificación 0, 00, 000?

Cánula orofaríngea o cánula de Guedel.

10. Relacione el siguiente material:

a. Canula de Guedel.
b. Trocar óseo.
c. Glucómetro.
d. Casco.
e. Dispositivo Kendrich.

<u>c.</u> Control hemodinámico.
<u>d.</u> EPI.
<u>a.</u> Apoyo respiratorio.
<u>e.</u> Inmovilización.
<u>b.</u> Apoyo circulatorio.

11. ¿Qué dispositivos electrónicos permiten seleccionar de forma exacta la velocidad a infundir de un suero o medicación intravenosa?

Bombas volumétricas y jeringas de perfusión.

12. Complete el siguiente enunciado:

Un monitor de constantes vitales permite monitorizar de forma no invasiva la presión **arterial,** la saturación de **oxígeno,** la frecuencia **respiratoria** y la temperatura. Además, deben incorporar la función de **desfribilación** y marcapasos con el material necesario para la realización de estas técnicas (palas de descarga, electrodos de marcapasos, gel conductor y cables de derivaciones).

13. Complete el siguiente enunciado:

Las bombas **volumétricas** y **jeringas** de perfusión son dispositivos **electrónicos** que permiten seleccionar de forma exacta la **velocidad** a infundir de un **suero** o medicación intravenosa. En el caso de las emergencias extrahospitalarias funciona de manera **autónoma** mediante carga previa de la batería

14. Rellene el siguiente crucigrama sobre material de asistencia sanitaria:

1	2	3	4	5	6	7	8	9	10	11	12	13	14	15	16
	C														
	I														
	R														
	C														
	U														
P	L	A	S	T	I	C	O								
	A					O									
	T					N								N		
	O					T	I	J	E	R	A		I		
	R					E							D		
	I				I	N	T	R	A	O	S	E	O		M
	O					E			L			S			A
						D			U			P			G
						O			M			I			I
						R			I			N			L
						E			N			A	Z	U	L
						S			I			L			
									O						

HORIZONTAL

2. **PLÁSTICO.** Preferencia del material del envase de los sueros.

5. **TIJERA.** Nombre con el que es conocida también la camilla de cuchara.

6. **INTRAÓSEO.** Dispositivo a modo de trocar o pistola, que permite una vasculariza ción rápida en situaciones críticas como hipovolemia, *shock,* etc.

10. **AZUL.** Color de los contenedores encargados de acoger el material de apoyo ventilatorio.

VERTICAL

1. **CIRCULATORIO.** Material de apoyo que transportan los arcones de color rojo.
3. **CONTENEDORES.** Lugar de transporte de las dotaciones sanitarias.
4. **NIDO.** Tipo de camilla ideal para rescate en situaciones difíciles y que presenta anclajes para ser empleada por medios aéreos.
7. **ALUMINIO.** Material de fabricación de los contenedores de transporte.
8. **ESPINAL.** Tipo de férula a modo de corsé que origina inmovilización de la columna cervical y dorsal.
9. **MAGILL.** Nombre de la pinza utilizada para la extracción de cuerpos extraños y para guiar el tubo en la intubación endotraqueal.

15. **¿Qué tipo de mascarillas permiten administrar concentraciones de oxígeno que oscilan entre un 24 % y un 50 %? ¿Qué tipo de mascarillas producen efecto broncodilatador?**

Las mascarillas que permiten concentraciones de oxígeno entre un 24 % y un 50 % son las tipo Venturi. Las mascarillas de aerosoles son las que producen un efecto broncodilatador.

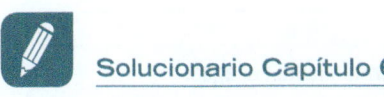

Solucionario Capítulo 6

1. **De las siguientes frases, indique cuál es verdadera o falsa:**

   Algunas de las enfermedades de mayor incidencia en relación con la escasez de agua son las oftálmicas y dermatológicas, las transmitidas por piojos y las de contagio oro-fecal (cólera, diarreas, fiebre tifoidea, etc.).

   ☑ **Verdadero**
   ☐ Falso

   La clorimetría mide la acción del cloro sobre el agua. Los valores medios tolerados oscilan de 0'2 a 0'5 g/l.

   ☐ Verdadero
   ☑ **Falso**

2. **¿Qué volumen de agua es recomendado por las organizaciones para beber, cocinar y realizar la higiene personal?**

   15 a 20 litros.

3. **¿Qué tipos de aguas están muy contaminadas y precisan de completos tratamientos para su posterior utilización?**

   Las aguas superficiales.

4. **El agua de lluvia, ¿qué tratamiento debe tener para poder ser consumida?**

   Aporte de yodo.

5. **Defina qué es un contenedor tipo bladder.**

   Un *bladder* es una gran bolsa plástica de gran flexibilidad y muy resistente a las perforaciones y con capacidad de almacenaje desde 500 a 50000 litros.

6. Complete la siguiente frase en relación con el tratamiento del agua:

La desinfección del agua se realizará con **cloro,** que actúa como **desinfectante** residual. El sabor del agua no es un problema para la salud pero si el agua a distribuir tiene mal sabor, es posible que la población busque alternativas inseguras.

7. ¿Qué aparato es necesario para detectar la presencia de partículas solidas en suspensión en el agua?

Turbidímetro.

8. Al recoger una muestra de agua para análisis bacteriológico de manera aséptica, ¿qué tiempo requiere de incubación? ¿Y a qué temperatura?

18 horas a 44 ºC.

9. ¿Cómo se denomina la organización que en 1992 creó la OMS para garantizar la gestión y suministro de los alimentos?

Proyecto de Gestión de Suministros o SUMA.

10. Relacione los siguientes conceptos:

> a. Bolsas de color rojo.
> b. Bolsas de color negro.
> c. Bolsas de color amarillo.
> d. Recipientes herméticos de plástico.

> **c.** Residuos químicos.
> **d.** Objetos cortantes y punzantes.
> **a.** Residuos biocontaminados.
> **b.** Residuos comunes.

11. En la gestión de residuos, ¿cuándo se usará el empaquetado hermético?

Su uso estará destinado a los residuos radioactivos, donde en primer lugar se empaquetarán y posteriormente se trasladarán a una central donde se les realice un tratamiento específico.

12. Complete las siguientes frases:

En los enterramientos, para evitar la contaminación a través del agua del subsuelo por la putrefacción de los cadáveres, se deberá utilizar previamente un limitante de la descomposición como es el **óxido de calcio**.

Se recomienda que los cadáveres no estén acumulados más de **48** horas a excepción de que estos se encuentren en cámaras refrigeradas.

13. ¿Qué tipo de medidas de saneamiento están encaminadas a luchar contra las plagas de insectos y roedores tras una catástrofe?

Desinfección, desinsectación y desratización.

14. De forma inicial, ¿qué alimentos están indicados para proporcionar a los damnificados por su alto valor proteínico y calórico?

Leche en polvo, cereales y aceite.

15. ¿De qué color son las bolsas donde se eliminarán las sondas y tubos utilizados con un paciente?

Bolsas de color rojo.

Solucionario 3
Organización sanitaria inicial para la asistencia sanitaria a emergencias colectivas

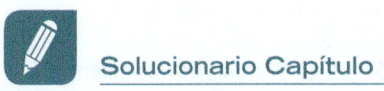

Solucionario Capítulo 1

1. **Señalar la respuesta correcta en relación con la fase de alarma de la atención a múltiples víctimas.**

    a. Es la segunda fase de la atención a múltiples víctimas.
    b. La activación de los sistemas de emergencia suele ser llevada a cabo por los cuerpos de seguridad (Guardia Civil, Policía Nacional, Policía Local,...).
    c. **En esta fase se procederá al análisis y tratamiento de la llamada de auxilio.**
    d. Todas las opciones son incorrectas.

2. **Seleccionar si las siguientes afirmaciones son verdaderas o falsas.**

    Es posible distinguir una fase previa a la de alarma denominada fase de alerta. Durante dicha fase, se informa al personal de emergencias de la posibilidad de que ocurra un determinado siniestro con el fin de que esté preparado para adaptarse a la situación.

    ☑ **Verdadero**
    ☐ Falso

    Desde el año 2008 existe un número unificado de emergencias, el 061, destinado a atender cualquier tipo de emergencia (no solo sanitaria) que pueda surgir.

    ☐ Verdadero
    ☑ **Falso**

3. **¿Cuál de estas afirmaciones referidas al Centro de Coordinación de Emergencias es incorrecta?**

    a. Constituye la puerta de entrada del usuario al sistema de atención de urgencias y emergencias.
    b. En España suele haber un Centro de Coordinación en cada comunidad autónoma.
    c. La llamada entrante al centro coordinador es atendida por un teleoperador que llevará a cabo un primer interrogatorio sobre la demanda asistencial.
    d. **En el interrogatorio llevado a cabo por los teleoperadores del centro coordinador deben evitarse las preguntas cerradas.**

4. La información mínima que debe transmitir el Centro de Coordinación de Emergencias al equipo asistencial es:

   a. El tipo de accidente que ha ocurrido.
   b. El lugar exacto del siniestro.
   c. El número de víctimas implicadas.
   d. Las vías de acceso hasta el lugar del siniestro.
   e. Todas las opciones son correctas.

5. Relacione los siguientes elementos.

   a. Triángulos reflectantes.
   b. Cinturón de seguridad.
   c. Gafas de protección.

   c. Elemento de protección individual.
   a. Seguridad activa.
   b. Seguridad pasiva.

6. ¿Cuál de las siguientes medidas de seguridad deben adoptarse en la escena de un accidente?

   a. La ambulancia debe estacionarse en lugar seguro y visible.
   b. Los equipos asistenciales deben advertir de su presencia mediante el empleo de señales luminosas y acústicas de la ambulancia y mediante el correcto balizamiento de la zona del accidente.
   c. El equipo no bajará de la ambulancia hasta que esta se encuentre completamente detenida y haya realizado una rápida evaluación inicial del entorno.
   d. Todas las opciones son correctas.

7. Como norma general, ¿a qué distancia deben estacionarse los vehículos asistenciales del lugar del accidente?

   a. A 50 metros.
   b. A 150 metros.
   c. A 25 metros.
   d. A 100 metros.

8. **Seleccionar si las siguientes afirmaciones son verdaderas o falsas.**

El balizamiento y la señalización del lugar del siniestro tienen como objetivo delimitar el escenario del accidente y garantizar la seguridad tanto de las víctimas como de los miembros de los equipos rescate.

    ☑ **Verdadero**
    ☐ Falso

Para la señalización y el balizamiento del escenario del siniestro se va a disponer fundamentalmente de cuatro dispositivos: los triángulos reflectantes, las luces de emergencia, las cintas perimetrales y los conos.

    ☑ **Verdadero**
    ☐ Falso

9. **Señalar los aspectos fundamentales que los equipos asistenciales deben transmitirle de forma inmediata al Centro de Coordinación de Emergencias desde el escenario del accidente:**

    a. La localización exacta del lugar del accidente.
    b. Las características de la ruta elegida para el desplazamiento del equipo asistencial hasta el lugar del accidente.
    c. El número aproximado de víctimas y la gravedad de las mismas.
    d. Los peligros añadidos de la zona y los riesgos.

10. **Definir qué es un gesto salvador y enumerar, al menos, dos de ellos.**

Los gestos salvadores son maniobras clínicas que, de forma rápida y sencilla, pueden modificar de forma sustancial el pronóstico de alguna de las víctimas del accidente, como, por ejemplo, la maniobra frente-mentón o la colocación de una cánula orofaríngea o tubo de Guedel.

11. **Señalar la respuesta correcta en relación con el control del flujo de vehículos en el escenario del accidente.**

   a. Las Fuerzas de Seguridad del Estado desplazadas hasta el lugar del accidente son las encargadas de comunicar a los conductores de los vehículos asistenciales del lugar donde está ubicado el aparcamiento de ambulancias y hasta donde deben dirigirse.
   b. Las ambulancias deben estacionarse en fila y, si esto no es posible, en batería.
   c. Ante un accidente con múltiples víctimas, todas las ambulancias disponibles deberán desplazarse hasta el escenario aunque no hayan sido solicitadas.
   d. **El aparcamiento de las ambulancias debe establecerse en un lugar amplio, fácilmente accesible, visible y correctamente señalizado.**

12. **Relacione los siguientes elementos.**

   a. Ambulancia asistencial.
   b. Ambulancia convencional.
   c. Ambulancia colectiva.

   <u>c.</u> Acondicionada para el transporte conjunto de pacientes que no padecen enfermedad contagiosa y cuyo traslado no tiene carácter urgente.
   <u>a.</u> Adaptada para permitir determinadas maniobras asistenciales en ruta.
   <u>b.</u> Destinada al trasporte individual de personas que, según criterios médicos, precisen de transporte.

13. **Definir seguridad activa y enumerar, al menos, tres elementos de seguridad activa.**

   La seguridad activa se define como el conjunto de mecanismos, dispositivos o acciones que disminuyen el riesgo de que ocurra un segundo accidente, como señales luminosas y auditivas (focos de iluminación, gálibos sonoros, triángulos reflectantes, etc.).

14. Señalar la respuesta correcta en relación con las funciones del responsable del puesto de carga de ambulancias.

    a. Procederá a reunir todas las ambulancias en un punto establecido a tal efecto. Este lugar deberá ser de fácil acceso, bien visible y estar perfectamente señalizado.

    b. Deberá asegurarse de que cada paciente porte su ficha de traslado indicando el centro al que se debe evacuar al herido.

    c. Comunicará al conductor de la ambulancia si debe regresar o no al lugar del accidente.

    d. **Todas las opciones son correctas.**

15. Seleccionar si las siguientes afirmaciones son verdaderas o falsas.

Todos los miembros de los equipos asistenciales deben ir correctamente uniformados e identificados en el lugar del accidente.

    ☑ **Verdadero**
    ☐ Falso

Los uniformes deben ser de colores vivos y de tejidos resistentes y cómodos para que no dificulten la movilidad. Al mismo tiempo, deben estar dotados de bandas reflectantes.

    ☑ **Verdadero**
    ☐ Falso

En el caso de que no se vaya correctamente uniformado (como, por ejemplo, sucede cuando hay algún profesional implicado o cerca del lugar del accidente), no será necesario identificarse de forma oportuna y apropiada.

    ☐ Verdadero
    ☑ **Falso**

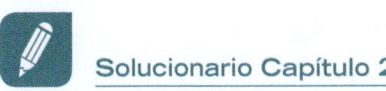

Solucionario Capítulo 2

1. **Seleccione si las siguientes afirmaciones son verdaderas o falsas:**

El objetivo fundamental en el área de salvamento es la búsqueda, rescate y salvamento de las víctimas del siniestro.

☑ **Verdadero**
☐ Falso

El área de socorro es la zona donde se organiza la recepción de las víctimas evacuadas procedentes del área de base y el lugar donde se ubican los medios y recursos asistenciales más pesados.

☐ Verdadero
☑ **Falso**

2. **Señale la opción correcta en relación con la zonificación u organización del hospital ante una catástrofe con múltiples víctimas:**

    a. Puede afectar solo a una parte del hospital o a todo el centro.
    b. En primer lugar, se debe proceder a despejar el servicio de urgencias.
    c. Para la clasificación de los pacientes se emplea un sistema de triaje para catástrofes y no el triaje propio del servicio de urgencias.
    d. **Todas las opciones son correctas.**

3. **Señale la opción incorrecta respecto a la sectorización del escenario del accidente:**

    a. La sectorización, además de una división física, es, sobre todo, una división funcional que sirve para parcelar el lugar del siniestro.
    b. Se deberá proceder a la adecuada señalización y balizamiento del escenario del accidente.
    c. **Se actuará de forma autónoma, no siendo preciso contactar ni informar de la situación al Centro de Coordinación de Emergencias.**
    d. La localización geográfica del escenario del accidente puede suponer un problema a la hora de llevar a cabo la sectorización.

4. Relacione los siguientes elementos.

    a. Set de intubación.
    b. Camillas y petos de camillero.
    c. Megáfono portátil.
    d. Bolsas de catástrofes.

    d. Contenedor SOSH número 5.
    a. Contenedor SOSH número 2.
    b. Contenedor SOSH número 4.
    c. Contenedor SOSH número 1.

5. Seleccione si las siguientes afirmaciones son verdaderas o falsas.

El área de socorro es la zona donde los equipos sanitarios llevan a cabo su labor asistencial y despliegan sus medios.

    ☑ **Verdadero**
    ☐ Falso

En el área de base los actores son muy numerosos, puesto que se incluyen víctimas evacuadas desde el área de socorro, testigos y curiosos, miembros de los Cuerpos de Seguridad del Estado, integrantes del PMA, medios de comunicación, etc.

    ☑ **Verdadero**
    ☐ Falso

6. Se encuentra usted en el escenario de un accidente con múltiples víctimas realizando labores de clasificación o triaje. De acuerdo con el modelo de triaje de la Organización Mundial de la Salud, si un paciente ha permanecido 30 minutos sin pulso o respiración, ¿qué color le correspondería?

    a. Verde
    b. Amarillo
    c. Negro
    d. Rojo

7. **Señale los aspectos básicos que deben tenerse en cuenta a la hora de elegir el lugar para el despliegue organizativo en el escenario del accidente.**

   I Debe ser un lugar que garantice la seguridad absoluta tanto de los heridos como de los miembros de los equipos asistenciales.
   I Tiene que ser un espacio de maniobra lo suficientemente amplio para no entorpecer los movimientos de los vehículos asistenciales.
   I Debe ser accesible y permitir una sencilla evacuación de los heridos.
   I Se situará en las proximidades del punto de impacto, pero dentro del área de socorro.

8. **Defina qué es el plan de emergencias externas del hospital e indicar las fases de actuación que se distinguen en él.**

   El plan de emergencias externas es el modo de reaccionar de un hospital ante una situación de catástrofe en su área de influencia en la que, por tanto, se ve implicado. El objetivo de este plan es la organización de una respuesta eficaz ante cualquier tipo de desastre externo. Dicha respuesta debe estar adaptada a la estructura y a los recursos de cada centro sanitario.

   El plan de emergencias externas distingue las siguientes fases: fase de prealerta, fase de alerta, fase de alarma y fase de ejecución.

9. **Señale la opción correcta en relación con los procedimientos incluidos dentro del plan de emergencias externas de un hospital:**

   a. Lo primero que hay que hacer es despejar el servicio de urgencias con el fin de contar con el mayor espacio libre disponible.
   b. En catástrofes de gran envergadura puede ser necesario despejar no solo el servicio de urgencias, sino todo el hospital, para lo cual será necesario la participación y colaboración de todos los profesionales del hospital.
   c. Se debe frenar el acceso al hospital de pacientes que no requieran de atención urgente para evitar el colapso del servicio de urgencias.
   d. **Todas las opciones son correctas.**

10. Relacione los siguientes elementos.

   a. Zona negra.
   b. Zona roja.
   c. Zona amarilla.
   d. Zona de triaje.

   c. Resto de boxes del servicio de urgencias.
   d. Sala de espera de familiares.
   b. Box de pacientes críticos.
   a. Mortuorio.

11. Indique los miembros que constituirán el comité de emergencias del hospital.

I El director del comité, que suele ser el director gerente del hospital o, en caso de ausencia, el director médico, el directivo de guardia o aquella persona que se indique en el plan de emergencias externas del hospital.

I Directivos del hospital, como el director médico, el director de enfermería o el director de gestión.

I Un coordinador de urgencias que represente al servicio de urgencias.

I Un representante del resto de servicios del hospital (seguridad, farmacia, UCI, área de hospitalización, área quirúrgica, servicio de mantenimiento, etc.).

12. Señale la opción correcta en relación con las funciones del comité de emergencias.

   a. Son los responsables de la dirección, del control de la situación y de la toma de las decisiones.
   b. La transmisión de información tanto a los familiares de las víctimas como a los medios de comunicación.
   c. La logística de las demandas de material que los diferentes servicios del hospital precisen.
   d. **Todas las opciones son correctas.**

13. **Seleccione si las siguientes afirmaciones son verdaderas o falsas:**

En una situación de catástrofe con múltiples víctimas, el hospital puede cumplir una función logística.

☑ **Verdadero**
☐ Falso

Ante una situación de catástrofe, el hospital debe limitarse a actuar como mero sujeto pasivo.

☐ Verdadero
☑ **Falso**

El plan de emergencias externas debe incluir un inventario actualizado de los recursos humanos y materiales disponibles en el hospital.

☑ **Verdadero**
☐ Falso

14. **Señale la opción correcta en relación con los equipos de socorro hospitalarios (SOSH).**

   a. Son equipos humanos formados por personal médico, personal de enfermería y ayudantes.
   b. Se trasladan hasta el escenario del accidente para actuar bajo las órdenes de los responsables de la asistencia sanitaria.
   c. Estos equipos deben estar dotados de todo el material necesario para actuar como un puesto médicos avanzado.
   d. Los equipos de socorro hospitalarios (SOSH) se trasladarán hasta el escenario del accidente por sus propios medios.
   e. **Las opciones a, b y c son correctas.**

15. Defina qué es una célula quirúrgica extrahospitalaria.

En ocasiones, desde el lugar del accidente se puede demandar la participación de un equipo especializado en una determinada área. Estos equipos son las denominadas células quirúrgicas extrahospitalarias, constituidas por un cirujano, un anestesista y un enfermero dotados de todo el material necesario para la cirugía y la anestesia. Estas células se activan en circunstancias excepcionales como, por ejemplo, en caso de pacientes atrapados a los que los rescatadores no son capaces de liberar, por lo que se hace necesaria la participación de estas células quirúrgicas para realizar una cirugía de urgencia vital en el propio lugar del accidente.

Solucionario Capítulo 3

1. **Señale la opción correcta en relación con el manejo de cadáveres en una situación de catástrofe.**

   a. Las acciones de las autoridades ante una catástrofe deben ir encaminadas, entre otros objetivos, a la recuperación y manejo de los cadáveres de las víctimas.
   b. Los cadáveres derivados de una catástrofe no constituyen ningún riesgo infeccioso.
   c. Nunca deben enterrarse las víctimas de la catástrofe en fosas comunes.
   d. **Todas las opciones son correctas.**

2. **Seleccione si las siguientes afirmaciones son verdaderas o falsas.**

   El certificado de defunción es un documento médico-legal necesario para proceder a la inscripción de la muerte en el Registro Civil.

   ☑ **Verdadero**
   ☐ Falso

   El ente responsable de la coordinación de los diferentes equipos asistenciales implicados en las tareas de rescate e identificación de los cadáveres en una catástrofe es el Centro de Coordinación de Emergencias.

   ☐ Verdadero
   ☑ **Falso**

3. **Señale la opción correcta respecto a los procedimientos utilizados para la identificación de cadáveres.**

   a. Mediante identificación visual de las ropas o joyas que portaba la víctima.
   b. A través de procedimientos forenses, como la autopsia, pruebas de ADN, huellas dactilares, etc.
   c. Mediante los documentos identificativos que porten las víctimas (DNI, pasaporte, etc.).
   d. **Todas las opciones son correctas.**

4. Señale la opción incorrecta en relación con los cadáveres no identificados.

    a. El primer y principal interés al tener información sobre la existencia de cadáveres es determinar si ha existido un acto criminal tras la muerte.

    b. La autopsia es un procedimiento médico que emplea la disección para obtener información sobre la causa y la naturaleza de la muerte del sujeto.

    c. Los cadáveres no identificados se designan generalmente como "NI".

    d. La inhumación es el procedimiento idóneo para los cadáveres no identificados.

5. Relacione los siguientes elementos.

    a. Área de exposición.

    b. Área de examen.

    c. Área de depósito.

    a. Lugar donde se colocan los cadáveres y restos que llegan del escenario tras su levantamiento.

    b. Lugar donde se realiza el examen exterior del cuerpo y sus restos, así como de su vestuario.

    c. Lugar donde se realiza la presentación del cadáver para su reconocimiento.

6. ¿Cuál de las siguientes medidas es incorrecta en relación con el adecuado traslado de cadáveres y restos?

    a. Tras su levantamiento los cuerpos y restos serán trasladados hasta un punto próximo al escenario del desastre para su estudio.

    b. Los cadáveres y restos deben ser embalados en bolsas correctamente identificadas y transportados en vehículos cerrados, a ser posible, refrigerados.

    c. La temperatura de conservación aconsejada es de 3 ºC.

    d. No debe procederse a la congelación de los cadáveres ya que ello interferiría en las tareas de identificación.

7. **¿Cuál es la temperatura aconsejada para la correcta refrigeración y conservación de los cadáveres?**

    a. 6 ºC
    b. 8 ºC
    c. 5 ºC
    d. 4 ºC

8. **Seleccione si las siguientes afirmaciones son verdaderas o falsas.**

El traslado de los cadáveres y restos no debe realizarse de forma individual ni en ambulancias u otros vehículos de transporte sanitario.

    ☑ **Verdadero**
    ☐ Falso

El piso del vehículo destinado al traslado de los cadáveres debe estar protegido por alguna cubierta que evite la posible contaminación con líquidos u otros fluidos desprendidos de las bolsas de cadáveres.

    ☑ **Verdadero**
    ☐ Falso

9. **Indique cuáles son los medios de los que se dispone para la adecuada conservación de los cadáveres procedentes de un desastre con múltiples víctimas.**

Para la adecuada conservación de los cadáveres, se cuenta con cámaras de conservación por refrigeración, que pueden ser móviles (camiones o contenedores refrigerados) o fijas (las cámaras de refrigeración de la morgue). Otros medios de conservación son el formol, el hidróxido de calcio o el hipoclorito sódico.

10. **Defina qué se entiende por embalsamamiento y explique cuáles son los vestigios más antiguos que se tienen sobre su empleo.**

El embalsamamiento es un procedimiento que consiste en aplicar a los cadáveres sustancias balsámicas o inyectar en los vasos sanguíneos ciertos fluidos para preservar de la putrefacción. Se emplea cuando se quiere preservar un cadáver durante más de 72 horas después de ocurrido el fallecimiento.

Los vestigios más antiguos sobre su utilización se remontan a las momias egipcias de Hetepheres I, madre del faraón Keops, y algunos fragmentos de miembros y cuerpos que datan del año 3400 a.C.

11. **Señale la opción correcta en relación con la diligencia de presentación por reconocimiento.**

   a. Se realiza siempre de forma individual y no en grupos.
   b. El cuerpo debe colocarse de forma limpia y ordenada, cubriendo aquellas zonas afectadas.
   c. Se lleva a cabo en un local adecuado, privado y dotado de una adecuada iluminación.
   d. **Todas las opciones son correctas.**

12. **Relacione los siguientes elementos.**

   a. Identificación por ADN.
   b. Identificación por estudios antropológicos.
   c. Identificación por presentación.

   b. Estudios somatoscópicos.
   a. PCR (reacción en cadena de la polimerasa).
   c. Tatuajes, prótesis, lunares, etc.

13. **Indique los principales inconvenientes de la identificación por ADN.**

El principal inconveniente de las técnicas de identificación por ADN es que si las muestras o tejidos a partir de los cuales deben obtenerse el ADN han estado almacenadas a temperatura ambiente, el ADN comienza a fragmentarse debido los procesos naturales de degradación enzimática, perdiéndose así la posibilidad de establecer los perfiles genéticos.

14. **Señale la opción incorrecta en relación con los métodos empleados para la conservación de los cadáveres.**

    a. Se emplean cámaras frigoríficas con bajas temperaturas (entre 4 ºC y 6 ºC).

    b. La inmersión en líquidos es un método que retarda la putrefacción de los cadáveres.

    c. La mayoría de los autores recomienda el empleo de una solución de formol para el embalsamamiento de los cadáveres.

    d. La sepultura bajo tierra u otro material es otro método válido para la conservación temporal de los cadáveres.

15. **Seleccione si las siguientes afirmaciones son verdaderas o falsas.**

La PCR es una técnica de biología molecular ideada en 1988 por Peter Selling que permite obtener un gran número de copias de un fragmento de ARN particular a partir de un mínimo.

    ☐ Verdadero
    ☑ **Falso**

La identificación por ADN es especialmente útil para la identificación de cadáveres en grandes catástrofes cuando el estado de descomposición de los cuerpos no permite su identificación con otros métodos.

    ☑ **Verdadero**
    ☐ Falso

Solucionario 4
Soporte Vital Básico

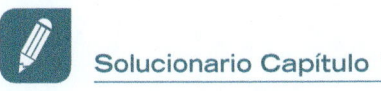

Solucionario Capítulo 1

1. **¿Cuál de las siguientes condiciones justifica el uso de soporte ventilatorio?**

    a. Dolor de cabeza
    b. **Apnea o dificultad respiratoria severa**
    c. Presión arterial baja
    d. Pérdida de conciencia sin dificultad respiratoria

2. **Indique si la siguiente oración es verdadera o falsa:**

    "En un lactante con obstrucción completa de la vía aérea, se deben realizar compresiones abdominales como en adultos".

    ☐ Verdadero
    ☑ **Falso**

3. **Complete:**

    Los dispositivos orofaríngeos se colocan en pacientes **inconscientes** para mantener la vía aérea abierta.

4. **¿Cuál es el primer paso al usar un DESA?**

    a. Aplicar una descarga sin verificar el ritmo.
    b. **Encender el dispositivo y seguir las instrucciones.**
    c. Realizar RCP durante 10 minutos antes de encender el DESA.
    d. Esperar a que lleguen los servicios de emergencia antes de usarlo.

5. **Complete:**

    Si una persona está inconsciente, pero respira y tiene pulso, se debe colocar en posición **lateral de seguridad** para mantener la vía aérea abierta.

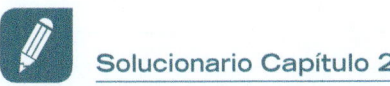 Solucionario Capítulo 2

1. **Indique si la siguiente oración es verdadera o falsa:**

"Durante la valoración primaria de un paciente politraumatizado, la prioridad es identificar y tratar lesiones que pongan en riesgo inmediato la vida".

☑ **Verdadero**
☐ Falso

2. **En la biomecánica del trauma, la <u>energía</u> es clave para entender cómo las lesiones ocurren en el cuerpo.**

3. **¿Cuál de las siguientes NO es una prioridad en la valoración inicial del paciente politraumatizado?**

   a. Controlar las hemorragias severas
   b. Abrir y controlar la vía aérea
   c. Aplicar técnicas avanzadas de diagnóstico por imagen
   d. Efectuar una comprobación neurológica

4. **Relacione cada tipo de traumatismo con su característica principal:**

   a. Traumatismo torácico
   b. Traumatismo abdominal
   c. Traumatismo craneoencefálico
   d. Traumatismo de extremidades y pelvis

   <u>d.</u> Puede comprometer órganos vitales como el hígado o el bazo.
   <u>a.</u> Hay riesgo de hemorragia interna y fracturas múltiples.
   <u>c.</u> Está asociado a alteraciones de la conciencia y aumento de la presión intracraneal.
   <u>b.</u> Puede generar neumotórax o hemotórax.

5. ¿Cuál o cuáles de las siguientes técnicas son esenciales para el manejo de heridas en un paciente traumatizado?

    a. Limpiar de la herida.
    b. Aplicar un torniquete para hemorragias menores.
    c. Desinfectar adecuadamente.
    d. Cubrir la herida con un apósito estéril.

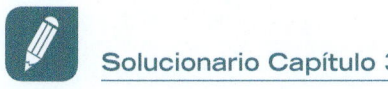

Solucionario Capítulo 3

1. **Indique si la siguiente oración es verdadera o falsa:**

   "El dolor torácico que irradia hacia el brazo derecho siempre indica un problema cardiaco".

   ☐ Verdadero
   ☑ **Falso**

2. **Rellene el espacio en blanco:**

   La posición ideal para un paciente con disnea severa es *fowler / semifowler*.

3. **Indique si la siguiente oración es verdadera o falsa:**

   "La bradicardia se define como una frecuencia cardiaca menor a 60 lpm".

   ☐ Verdadero
   ☑ **Falso**

4. **Relacione cada síntoma con la patología más probable:**

   - **Dolor torácico opresivo** → Síndrome coronario agudo
   - **Disnea súbita y taquipnea** → TEP
   - **Sibilancias, tos y disnea** → ASMA

5. **Indique si la siguiente oración es verdadera o falsa:**

   "El tiraje intercostal es un signo de aumento del trabajo respiratorio".

   ☑ **Verdadero**
   ☐ Falso

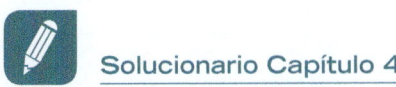

Solucionario Capítulo 4

1. **Indique si la siguiente oración es verdadera o falsa:**

"El manejo adecuado de las emergencias neurológicas y psiquiátricas depende única-mente de la intervención farmacológica, sin necesidad de realizar una evaluación clínica exhaustiva".

☐ Verdadero
☑ **Falso**

2. **Relacione los síntomas con las patologías correspondientes:**

   a. Caída de la mitad de la cara
   b. Movimientos rítmicos y descoordinados
   c. Confusión y agitación psicomotriz
   d. Fiebre y rigidez en el cuello

   b. Crisis epiléptica
   a. Accidente cerebrovascular
   c. Golpe de calor
   d. Meningitis

3. **Indique si la siguiente oración es verdadera o falsa:**

"La agitación psicomotriz puede ser causada por trastornos psiquiátricos, pero también puede ser consecuencia de emergencias neurológicas o infecciones graves".

☑ **Verdadero**
☐ Falso

4. **Indique si la siguiente oración es verdadera o falsa:**

"El golpe de calor puede causar alteraciones del nivel de conciencia, deshidratación severa y aumento extremo de la temperatura corporal".

☑ **Verdadero**
☐ Falso

5. Complete la oración:

Cuando el paciente responde a estímulos verbales o dolorosos, pero vuelve a dormirse cuando el estímulo cesa, hablamos de **obnubilación**.

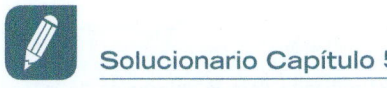

Solucionario Capítulo 5

1. **Señale si es verdadera o falsa la siguiente afirmación:**

   La hiperémesis gravídica consiste en la aparición de cifras de tensión arterial elevada durante el tercer trimestre de la gestación.

   ☐ Verdadero
   ☑ **Falso**

2. **Nombre los distintos tipos de aborto que se han mencionado en el capítulo.**

   Amenaza de aborto
   Aborto inminente
   Aborto en curso

3. **Relacione la semana de gestación que corresponda a cada etapa de desarrollo fetal.**

   a. Se produce el cierre del tubo neural.
   b. Su medida será entre 8 y 11 mm.
   c. Se diferencian los dedos de los pies.
   d. Tiene lugar la etapa llamada gastrulación.
   e. Los ojos comienzan a formarse.

   <u>**b.**</u> Semana 6
   <u>**c.**</u> Semana 7
   <u>**e.**</u> Semana 5
   <u>**d.**</u> Semana 3
   <u>**a.**</u> Semana 4

4. **¿Cómo se denomina el corte que se realiza en el periné para evitar desgarros y garantizar la salid del cráneo del bebé?**

   a. Litotomía
   b. **Episiotomía**
   c. Esplenectomía
   d. Perinectomía

5. **Nombre los cinco aspectos valorados por el test utilizado para la valoración de la adaptación a la vida extrauterina del recién nacido o test de APGAR.**

- Color.
- Frecuencia cardiaca.
- Irritabilidad refleja.
- Tono muscular.
- Esfuerzo respiratorio.

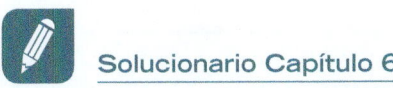

Solucionario Capítulo 6

1. **¿Cuál es un dato de identificación del paciente contemplados en el CMBD?**

   a. Fecha de ingreso
   b. Diagnóstico principal
   c. **Fecha de nacimiento**
   d. Diagnóstico

2. **¿Cuál de los siguientes procesos están dentro de las emergencias dependientes de tiempo?**

   a. Infarto
   b. Ictus
   c. Trauma grave
   d. **Todas las opciones son correctas.**

3. **¿Cuál de las siguientes opciones hace referencia a la medición de la saturación de oxígeno?**

   a. Se expresa en milímetros de mercurio (mmHg).
   b. **Se expresa en tanto por ciento.**
   c. Se expresa en miligramos por decilitro (mg/dl).
   d. Se expresa en respiraciones por minuto (rpm).

4. **¿A qué corresponde la siguiente definición?**

   Sistema de comunicación de los datos relativos a una parada cardiorespiratoria.

   a. Conjunto Mínimo Básico de Datos
   b. Hoja de constantes
   c. **Registro Utstein**
   d. Registro de parada

5. **¿Cuál de las siguientes opciones es incorrecta con respecto a los sistemas de comunicación de los transportes sanitarios?**

   a. El equipo de comunicación debe dar respuesta al centro coordinador de forma inmediata.
   b. Los vehículos de transporte estarán dotados de distintos sistemas, fijos e inalámbricos.

c. **No se recomienda el uso de sistemas satélite para la comunicación.**

d. El técnico de transporte sanitario deberá conocer el funcionamiento y los protocolos de uso de cada dispositivo.

Solucionario 5
Apoyo al soporte vital avanzado

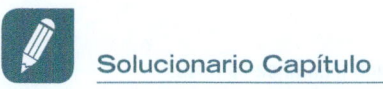

Solucionario Capítulo 1

1. **Respecto a las cánulas faríngeas, señale la opción incorrecta:**

    a. Son tubos rígidos o semirrígidos.
    b. Ayudan a mantener la apertura de la vía aérea.
    c. Facilitan la aspiración de secreciones.
    d. **Aíslan la vía aérea y previenen la broncoaspiración.**

2. **¿Cuál de las siguientes afirmaciones sobre las vías venosas periféricas es cierta?**

    a. La vía periférica más utilizada es la yugular externa.
    b. La vía venosa central es la vía de elección.
    c. **Las vías centrales deben ser canalizadas con rapidez para interrumpir las maniobras de RCP el menor tiempo posible.**
    d. Los fluidos que se recomienda administrar son soluciones glucosadas.

3. **¿Cuál de las siguientes afirmaciones no es correcta?**

    a. La intubación endotraqueal es el método de elección para el aislamiento definitivo de la vía aérea.
    b. No debemos tardar más de 30 segundos en realizar la técnica.
    c. **En el caso de los varones se suele emplear un tubo endotraqueal del n° 8.**
    d. La maniobra de Sellick nos puede servir de ayuda para proceder a la intubación.

4. **Señale la afirmación correcta:**

    a. El sondaje nasogástrico nunca debe realizarse por vía oral en pacientes con traumatismo craneoencefálico.
    b. **No debe intentarse el sondaje vesical cuando existan dudas sobre la integridad uretral.**
    c. La inserción de la sonda nasogástrica puede provocar distensión gástrica y dificultar la ventilación.
    d. No se recomienda el sondaje vesical de pacientes en situación de PCR.

5. ¿Cuál de las siguientes indicaciones de ventilación mecánica es falsa?

   a. Glasgow < 9.
   b. Taquipnea (>35 rpm).
   c. Saturación < 90 % con aporte de oxígeno.
   d. Parada respiratoria.

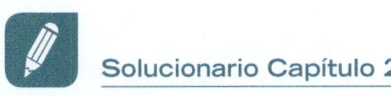

Solucionario Capítulo 2

1. **Seleccione si la siguiente afirmación es verdadera o falsa.**

   La atropina está indicada en pacientes en situación de PCR cuyo ritmo sea asistolia o una disociación electromecánica, en una única dosis de 3 mg IV.

   ☐ Verdadero
   ☒ **Falso**

2. **Respecto a las vías de administración de fármacos, señale la respuesta falsa:**

   a. La vía periférica más utilizada es la antecubital.
   b. La vía venosa central es una alternativa a la vía venosa periférica.
   c. La vía intraósea se utiliza con mayor frecuencia en niños que en adultos.
   d. **La ERC *(European Resuscitation Council)* desde su revisión de 2010 recomienda la administración de fármacos a través de la vía endotraqueal.**

3. **Ante un paciente en PCR por FV/TVSP refractaria a los tres primeros choques eléctricos está indicada la administración de una dosis inicial de amiodarona de 300 mg en bolo IV.**

   ☒ **Verdadero**
   ☐ Falso

4. **En la columna A se recogen varios fármacos utilizados en SVA, y en la columna B las situaciones en las que están indicados. Enlace ambas columnas según corresponda:**

COLUMNA A	COLUMNA B
Atropina	**Bradicardia sintomática**
Adrenalina	**PCR por FV/TVSP y ritmos no desfibrilables**
Amiodarona	**PCR por FV/TVSP**
Adenosina	**Arritmias periparo**

5. ¿Cuál de los siguientes medicamentos no se encuentra entre la medicación por vía oral con la que debe contar una ambulancia medicalizada?

    a. AAS (ácido acetilsalicílico).
    b. Paracetamol.
    c. Nitroglicerina sublingual.
    d. ARA II (antagonista de receptores de angiotensina II).

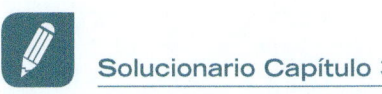

Solucionario Capítulo 3

1. **Seleccione si las siguientes afirmaciones son verdaderas o falsas.**

    a. La maniobra frente-mentón se realiza apoyando una mano en la frente para inclinar la cabeza hacia atrás, y los dedos 2° y 3° de la otra en el mentón para elevar la barbilla y está especialmente indicada ante un paciente con sospecha de traumatismo cráneo-encefálico o lesión de la columna cervical.

        ☐ Verdadero
        ☑ **Falso**

    b. Para el control de las hemorragias externas se realizará presión directa sobre el punto sangrante con gasas o apósitos estériles durante al menos 10 minutos y los primeros apósitos no se deben retirar nunca.

        ☑ **Verdadero**
        ☐ Falso

2. **Señale cuál de las siguientes medidas de seguridad se debe adoptar en la escena de un accidente:**

    a. Advertir de nuestra presencia mediante las señales luminosas y acústicas de la ambulancia y mediante el correcto balizamiento de la zona del accidente.
    b. No bajarse de la ambulancia hasta que se encuentre completamente detenida y hayamos realizado una rápida inspección del entorno.
    c. La ambulancia se deberá estacionar en lugar seguro y visible.
    d. **Todas las opciones son correctas.**

3. **Relacione los siguientes conceptos.**

    a. Maniobra frente-mentón
    b. Toracocentesis
    c. Vendaje compresivo
    d. Sellado valvular

c. Control de hemorragias
a. Apertura de vía aérea
d. Neumotórax abierto
b. Neumotórax a tensión

4. **Respecto al rescate de las víctimas, señale la opción incorrecta:**

   a. Realizar una rápida valoración de todas las víctimas.
   b. Identificación de las personas atrapadas.
   c. Colaboración entre los distintos equipos de rescate intervinientes.
   d. **La realización de soporte vital in situ está contraindicada.**

5. **Enumere los objetivos generales de la Medicina de Catástrofe.**

   ▎ Lograr mejorar el pronóstico vital y orgánico del mayor número posible de víctimas.
   ▎ La atención médica de las víctimas durante su liberación por parte de los equipos de salvamento.
   ▎ La realización de intervenciones terapéuticas en condiciones de precariedad con el fin de asegurar la supervivencia de la víctima.
   ▎ La evacuación de los heridos de una forma ordenada.

6. **Señale al menos 3 diferencias entre la Medicina Convencional y la Medicina de Catástrofe.**

   A continuación se enumeran las diferencias existentes entre la Medicina Convencional y la Medicina de Catástrofe:

   a. En la medicina de catástrofe es fundamental establecer unas prioridades de actuación, para lo cual nos vamos a valer de técnicas de clasificación como el triaje.
   b. Otro de los elementos que diferencia a la medicina de catástrofes de la medicina convencional es el factor tiempo. En la medicina de catástrofe se debe actuar en el menor tiempo posible con el fin de evitar un desenlace fatal, sin que esta celeridad conlleve un deterioro de la calidad asistencial.
   c. Otra característica diferencial de la medicina de catástrofe es que en esta disciplina la información va a ser limitada, ya que el estado de gravedad del paciente y la premura de tiempo con la que debemos actuar impide la realización de una completa anamnesis y limita la obtención de

información, a diferencia de la medicina convencional, que se caracteriza por la realización de una exhaustiva y completa historia clínica.

d. El contexto en el que se desarrolla la medicina de catástrofe va a llevar implícita una gran carga emocional debido al carácter inesperado de estas situaciones y a la gravedad de la propia situación.

e. En una situación de catástrofe, la demanda asistencial no es controlable, por lo que la actividad de la medicina de catástrofe será imprevisible y deberá ir adecuándose a las circunstancias que nos vayamos encontrando.

f. Las situaciones de catástrofe requieren la participación de equipos humanos rotatorios y multidisciplinarios, que deben tener perfectamente protocolizada toda su actividad clínica con el fin de lograr una perfecta y coordinada implicación entre todos los profesionales que participan en situaciones de este tipo.

7. **Indique los problemas sanitarios comunes de las catástrofes y desastres.**

   a. Reacciones sociales.
   b. Problemas de salud mental.
   c. Enfermedades transmisibles.
   d. Desplazamientos poblacionales.
   e. Falta de albergue y exposición climática.
   f. Problemas de alimentación y nutrición.
   g. Agua potable y servicios de abastecimiento.
   h. Daños a la infraestructura de la salud.

8. **Defina qué es un "gesto salvador" y enumere al menos tres de ellos.**

Los gestos salvadores son maniobras clínicas que de forma rápida y sencilla pueden modificar de forma sustancial el pronóstico de algunas de las víctimas de un siniestro.

A continuación se enumeran los gestos salvadores:

- Maniobra frente-mentón y maniobra de tracción mandibular.
- Apertura de la vía aérea y colocación de cánula orofaríngea.
- Posición lateral de seguridad (PLS).
- Cricotiroidotomía.
- Toracocentesis terapéutica.
- Sellado valvular.
- Vendajes compresivos y torniquetes.
- Canalización de una vía venosa y administración de fluidos de forma precoz.

I Inmovilización de fracturas.

I Adecuada analgesia de la víctima.

9. **Enumere de forma ordenada los pasos a seguir ante el paciente atrapado dentro de la fase de reconocimiento primario y resucitación inmediata.**

   a. Mantenimiento de la vía aérea y control de la columna cervical.
   b. Control de la respiración.
   c. Control de la perfusión y de las hemorragias.
   d. Valoración básica del estado neurológico del paciente.
   e. Desnudar al paciente.

10. **Indique qué cuatro tipos de tarjetas de colores se utilizan para el triaje en el modelo de la Organización Mundial de la Salud (OMS).**

Tarjeta roja: indica primera prioridad de evacuación (pacientes críticos). Estos pacientes requieren tratamiento inmediato y evacuación medicalizada. Una tarjeta roja corresponde a:

I Problemas respiratorios no corregibles "in situ".

I Paro cardiaco presenciado.

I Hemorragias abundantes (más de 1 litro).

I Pérdida de consciencia o conmoción grave.

I Heridas penetrantes (en tórax o abdomen).

I Fracturas graves (pelvis, tórax, cervicales, etc.).

I Quemaduras con afectación de las vías aéreas.

Tarjeta amarilla: segunda prioridad de evacuación. Son pacientes que requieren de un tratamiento precoz y de evacuación no medicalizada. Una tarjeta amarilla corresponde con:

I Quemaduras de 2º grado (con afectación de >30 % superficie corporal).

I Quemaduras de 3º grado (con afectación de >10 % superficie corporal).

I Quemaduras complicadas con otras lesiones (por ejemplo, lesiones de tejidos blandos, fracturas menores, etc.).

I Quemaduras de 3º grado en manos, pies o cara.

I Hemorragias con pérdidas de entre 500 y 1.000 ml.

I Lesiones dorsales con/sin daño de la columna cervical.

I Pacientes conscientes con daño craneoencefálico.

Tarjeta verde: es una tercera prioridad de evacuación. Son pacientes leves que pueden ser tratados de forma diferida y que no precisarán de evacuación o pueden ser trasladados en ambulancias colectivas. Entre las lesiones que se marcarán con una tarjeta verde tenemos:

I Lesiones y fracturas menores.
I Quemaduras de 1º grado con afectación <20 % superficie corporal.
I Quemaduras de 2º grado con afectación <15 % superficie corporal.
I Quemaduras de 3º grado con afectación <2 % superficie corporal.

Tarjeta negra: se corresponde con pacientes ya fallecidos, o bien pacientes sin pulso o respiración durante más de 20 minutos o que presentan lesiones que hagan imposible las maniobras de resucitación.

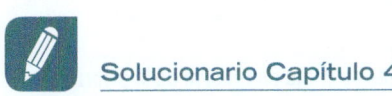

Solucionario Capítulo 4

1. **Seleccione si la siguiente afirmación es verdadera o falsa.**

   Con el término triaje (vocablo derivado del francés "triage") definimos un método utilizado en la medicina de catástrofes para la selección y clasificación de los pacientes en base a las prioridades de atención, dando preferencia a aquellos pacientes con posibilidades de supervivencia de acuerdo a las necesidades terapéuticas y los recursos disponibles. Trata de evitar retrasos en la atención del paciente que empeorarían su pronóstico. El triaje solo debe realizarse en aquellas situaciones en la que los recursos sanitarios disponibles se vean ampliamente superados por el número de víctimas.

   ☑ **Verdadero**
   ☐ Falso

2. **Señale la respuesta correcta en relación a los principios sobre los que se basa el triaje:**

   a. En el triaje la corrección de los defectos anatómicos va a tener prioridad sobre el mantenimiento de la función de los órganos dañados.
   b. El triaje solo diferencia entre aquellos heridos que mediante una intervención sanitaria rápida pueden salvar la vida y aquellos otros con lesiones muy graves que fallecerán independientemente de nuestra actuación.
   c. **Las principales amenazas para la vida de estos heridos serán la asfixia y el *shock* por hemorragia, lo cual deberá ser tenido en cuenta a la hora de priorizar adecuadamente a los heridos.**
   d. Todas las opciones son correctas.

3. **Una característica del triaje es que debe abarcar a todos los afectados, de manera que nadie quede excluido ni que ninguna víctima sea evacuada antes de ser clasificada, sin excepciones de ninguna clase.**

   ☐ Verdadero
   ☑ **Falso**

4. Tradicionalmente, se distinguen cuatro categorías de triaje en función de la prioridad asistencial de la víctima y a cada una de ellas se le asigna un color. En la columna A se recogen los cuatro colores utilizados, mientras que en la Columna B se indica la prioridad asistencial asignada a cada color. Relaciónelos:

COLUMNA A	COLUMNA B
Negro	Cuarta prioridad
Rojo	Primera prioridad
Verde	Tercera prioridad
Amarillo	Segunda prioridad

5. Una herramienta muy útil que permite valorar de forma rápida el nivel de conciencia del paciente es la escala de Glasgow, elaborada por Teasdale en 1974 con el fin de proporcionar un método simple y fiable de registro y monitorización del nivel de conciencia. Si, durante el triaje, la víctima abre los ojos a una orden verbal, localiza el dolor ante un estímulo doloroso y se encuentra hablando aunque desorientada, ¿qué puntuación le correspondería de acuerdo con la escala de Glasgow:

    a. 13
    b. 10
    c. 12
    d. 11

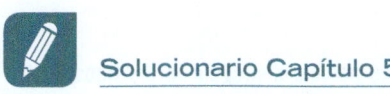

Solucionario Capítulo 5

1. **Señale la respuesta incorrecta en relación a las norias de evacuación:**

    a. La noria es un sistema de evacuación ordenado utilizado en situaciones de catástrofes con múltiples víctimas.
    b. Los vehículos que se emplean en las norias de evacuación pueden ir desde la simple camilla de transporte hasta las ambulancias o los helicópteros.
    c. La primera noria de evacuación va a ser la que actúe en el propio lugar del siniestro, concretamente en el área de salvamento.
    d. Se puede establecer una cuarta noria de evacuación que estará ubicada junto al Puesto Médico Avanzado (PMA).

2. **Seleccione si las siguientes afirmaciones son verdaderas o falsas.**

    a. El puesto de carga de ambulancias deberá estar ubicado en un lugar próximo al Puesto Médico Avanzado (PMA) y bien comunicado tanto con el aparcamiento de ambulancias como con la salida de la zona del siniestro. Su instalación y señalización debe ser precoz para evitar que un gran número de ambulancias acceda a las proximidades del puesto de asistencia sanitaria.

       ☑ **Verdadero**
       ☐ Falso

    b. El objetivo del plan de emergencias externas de un hospital es la organización de una respuesta eficaz ante cualquier tipo de desastre externo, respuesta que deberá estar adaptada a la estructura y a los recursos de cada centro sanitario.

       ☑ **Verdadero**
       ☐ Falso

3. Atendiendo a sus posibilidades asistenciales, es posible distinguir varios tipos de ambulancias. En la Columna A se recogen los distintos tipos de ambulancias de que disponemos, mientras que en la columna B se indican algunas de las características de cada una de ellas. Relaciónelos.

Columna A:	Columna B:
Ambulancia colectiva	Puede transportar hasta 6 personas sentadas y 1 en camilla.
Ambulancia asistencial medicalizable	Puede ser fácilmente equipada para prestar atención sanitaria en ruta por parte de personal sanitario cualificado.
Ambulancia convencional	Tiene capacidad para transportar una persona en la camilla.
Ambulancia asistencial medicalizada	Destinada al transporte de enfermos de alto riesgo que precisen o puedan precisar de asistencia sanitaria en ruta.

4. En el área de socorro la velocidad de las ambulancias estará limitada a una velocidad previamente establecida. Indique la respuesta correcta:

   a. 30 km/h.
   b. 15 km/h.
   c. **20 km/h.**
   d. 25 km/h.

Solucionario 6
Emergencias sanitarias y dispositivos de riesgo previsible

Solucionario Capítulo 1

1. **Indique la afirmación incorrecta respecto a los planes de emergencias:**

   a. Existen leyes específicas para cada comunidad autónoma.
   b. **Deben ser inflexibles.**
   c. El proceso debe ser también preventivo.
   d. Permite la movilización de recursos humanos y materiales.

2. **Indique si las siguientes afirmaciones son verdaderas o falsas:**

   a. El plan de emergencias territorial abarca los límites geográficos de cada comunidad autónoma.

   ☑ **Verdadero**
   ☐ Falso

   b. La dirección de un plan de emergencias territorial nunca pasa al Estado.

   ☐ Verdadero
   ☑ **Falso**

   c. Se debe definir un objetivo y el alcance de la situación.

   ☑ **Verdadero**
   ☐ Falso

   d. No es necesario definir la figura del director del plan.

   ☐ Verdadero
   ☑ **Falso**

3. **Con respecto a los planes de emergencias especiales...**

   a. ... se distinguen los planes básicos y primarios.
   b. ... los planes básicos no dependen del Estado.
   c. ... los conflictos bélicos son planes básicos.
   d. **... en la planificación no se tiene en cuenta la prevención.**

4. ¿Cuál de estos casos no necesita un tratamiento de plan especial?

    a. Volcanes.
    b. Seísmos.
    c. Emergencia nuclear.
    d. Inundaciones.

5. Complete con las palabras que faltan:

Los planes de emergencias territoriales son los que se elaboran para hacer frente a las **emergencias** generales que se puedan presentar en cada ámbito territorial de una **comunidad autónoma** y de ámbito inferior. Abarca los límites **geográficos** de cada comunidad autónoma.

Los planes de emergencias especiales se realizan para actuar frente a situaciones de riesgo **concretas** y que requieren una actuación específica. Los planes especiales se elaboran para hacer frente a los riesgos **específicos**, cuya naturaleza requiera una metodología **técnico-científica** adecuada para cada uno de ellos.

6. ¿Qué tipo de emergencia es aquella en la que se exige que el director del plan asuma la coordinación de la intervención?

    a. Situación 1.
    b. Situación 0.
    c. Situación 2.
    d. Situación 3.

7. Complete el siguiente esquema:

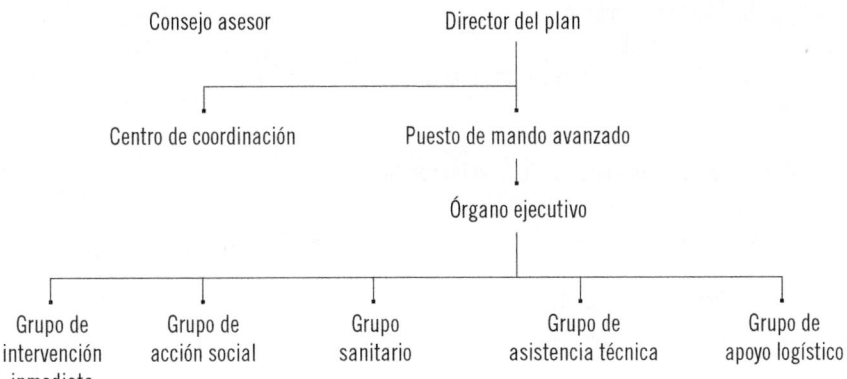

8. ¿Cuál de los siguientes cuerpos profesionales no pertenece al órgano operativo?

    a. Bomberos.
    b. Médicos.
    c. Policías.
    d. Militares del Estado.

9. ¿Quién se encarga de la coordinación de las diferentes operaciones y profesionales que actúan en el plan de emergencias?

    a. El director del plan.
    b. El CECOP.
    c. Los asesores.
    d. El puesto de mando avanzado.

10. ¿Cuál de las siguientes catástrofes no es una amenaza natural?

    a. Tsunamis.
    b. Vertido de petróleo.
    c. Terremotos.
    d. Volcanes.

11. ¿Qué tipo de daño afecta al flujo de bienes que se deja de producir en un tiempo?

    a. Daño indirecto.
    b. Efecto secundario.
    c. Daño directo.
    d. Todas las opciones son incorrectas.

12. ¿Cuál no es un componente de la vulnerabilidad?

    a. Pobreza.
    b. Indefensión.
    c. Protección social.
    d. Inseguridad del sistema.

13. De las siguientes afirmaciones, ¿cuál no se corresponde con el concepto de rehabilitación?

    a. Dar prioridad a los grupos demográficos fuertes.
    b. Reparación de agua potable y saneamiento.
    c. Reapertura de caminos.
    d. Fomentar la recuperación psicológica de la población.

14. Relacione los siguientes elementos.

    a. Daño.
    b. Vulnerabilidad.
    c. Rehabilitación.

    c. Proceso de reconstrucción y reforma después de un desastre.
    b. Riesgo que tiene un individuo o familia de perder la vida o bienes en una catástrofe.
    a. Consecuencias producidas por una catástrofe o desastre.

15. ¿Cuál de las siguientes frases sobre la demultiplicación es falsa?

    a. Se debe delimitar el área.
    b. Se debe evitar la contaminación.
    c. Las actividades no se deben llevar a cabo tras el desastre.
    d. Todas las opciones son correctas.

Solucionario Capítulo 2

1. **Indique la afirmación incorrecta respecto a los tipos de riesgos:**

    a. **No se da en un tiempo determinado.**
    b. Tienen efectos sobre la naturaleza.
    c. Pueden ser de origen humano.
    d. Pueden ser de origen tecnológico.

2. **De las siguientes frases, indique cuál es verdadera o falsa:**

    a. Los desastres naturales no afectan a las personas.

        ☐ Verdadero
        ☑ **Falso**

    b. Un desastre natural produce cuantiosas pérdidas económicas.

        ☑ **Verdadero**
        ☐ Falso

    c. Las sequías son fenómenos meteorológicos.

        ☑ **Verdadero**
        ☐ Falso

    d. Los riesgos naturales mixtos tienen un solo origen.

        ☐ Verdadero
        ☑ **Falso**

3. **Con respecto a los riesgos naturales...**

    a. ... hay que distinguir efectos directos e indirectos.
    b. **... los riesgos químicos no son de origen natural.**
    c. ... los aludes son riesgos geofísicos.
    d. ... todos los riesgos no pueden ocurrir en todas las zonas.

4. ¿Cuál de estos riesgos no es químico de origen humano?

    a. Nuclear.
    b. Térmicos.
    c. Explosiones.
    d. Químicos.

5. Indique cuál de los siguientes riesgos no es un acto relacionado con los riesgos entrópicos.

    a. Riesgos sanitarios.
    b. Riesgos sociales.
    c. Riesgos por transportes.
    d. Riesgos por suministro de aguas

6. Indique la afirmación incorrecta con respecto al índice de riesgo:

    a. Nunca relaciona vulnerabilidad y amenaza.
    b. Se debe tener en cuenta la exposición de la población al riesgo.
    c. Conlleva procesos de prevención.
    d. Se lleva a cabo realizando un análisis histórico.

7. Complete el siguiente esquema:

Zonas de actuación

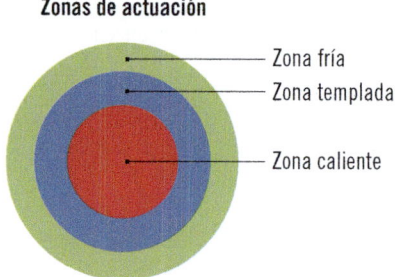

Zona fría
Zona templada
Zona caliente

8. Cuando se dice que un índice de probabilidad de un riesgo tiene una frecuencia de menos de 5 años, se señala que tiene un nivel...

   a. ... 4.
   b. ... 3.
   c. ... 2.
   d. ... 0.

9. ¿Cuáles de los siguientes medios no es una vía de comunicación en los mapas de riesgo?

   a. Avioneta.
   b. Camión.
   c. Lancha.
   d. Radio.

10. De los diferentes aspectos sobre la ubicación en el plano de riesgo, ¿cuál es el falso?

    a. Localización.
    b. Escalas.
    c. Coordenadas.
    d. Las vías de acceso.

11. Indique la afirmación falsa con respecto al área de intervención.

    a. En ella actúan diferentes grupos.
    b. Es un área muy peligrosa.
    c. No debe ser evacuada.
    d. Hay que controlar las entradas y salidas.

12. ¿Qué profesional de los siguientes que se mencionan no pertenece al grupo del personal técnico?

    a. Sismólogos.
    b. Psicólogos.
    c. Grupo de reconocimiento aéreo.
    d. Biólogo.

13. ¿Cuál no es un tipo de medio?

    a. Medios propios.
    b. Medios ajenos.
    c. Medios concertados.
    d. Medios naturales.

14. Relacione los siguientes elementos:

    a. Señal que indica obligación.
    b. Señal que indica información.
    c. Señal que indica restricción.

b.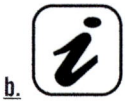

c.

a.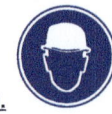

15. El reciclaje pertenece al tipo de infraestructura...

    a. ... de usos.
    b. ... hidráulica.
    c. ... de telecomunicaciones.
    d. ... energética.

Solucionario Capítulo 3

1. ¿Qué afirmación es incorrecta respecto a la recogida de información?

    a. Depende del responsable del plan de actuación.
    b. No debe ser de primera mano.
    c. Debe ser fiable, exacta y fiable.
    d. Es importante conocer la opinión de los profesionales.

2. De las siguientes frases, indique cuál es verdadera o falsa:

    a. Las acciones de la información deben ser aisladas y no formar parte del proceso.

        ☐ Verdadero
        ☑ **Falso**

    b. El equipo que transmite la información debe ser cualificado.

        ☑ **Verdadero**
        ☐ Falso

    c. El equipo debe estar coordinado a la hora de dar información.

        ☑ **Verdadero**
        ☐ Falso

    d. La información debe ser longitudinal.

        ☐ Verdadero
        ☑ **Falso**

3. Con respecto a las funciones del gabinete de información...

    a. ... deben publicar las decisiones y orientaciones.
    b. ... no siguen las órdenes del director del plan.
    c. ... la comunicación con los grupos nunca es directa.
    d. ... no interviene en la dirección de la intervención de las autoridades.

4. ¿Cuál de estos datos no es de utilidad para el desarrollo del plan?

    a. Fecha.
    b. Lugar.
    c. Rehabilitación.
    d. Desastre.

5. ¿Cuál no es una forma de organizar la información?

    a. Información sobre el origen.
    b. Información sobre la población.
    c. Información sobre costes de la operación.
    d. Información sobre los daños.

6. ¿Indique qué fuente de información sobre amenazas es incorrecta?

    a. Dirección meteorológica.
    b. Servicio de sismología.
    c. Servicio de logística.
    d. Servicio de geología.

7. En caso de que el desastre sea de origen industrial o antropogénico, la fuente de información sería:

    a. El Ministerio de Industria.
    b. La propia empresa.
    c. El director del plan.
    d. El equipo de bomberos.

8. ¿Qué factor no se implica en el análisis de la información?

    a. Analizar la importancia de la información.
    b. Conocer el origen de la información.
    c. Analizar la cantidad de información.
    d. Asegurar la clasificación.

9. Complete las siguientes oraciones.

A la hora de transmitir la información, el estado o la **región** debe tener un sistema de **comunicaciones** eficaz con el fin de que el **mensaje** llegue de la forma más rápida posible y de la forma más **eficaz.**

Cuando se ofrecen **mensajes** preventivos, los **medios** de que se dispone deben de ser los más idóneos para que sean aceptados por la **población**, y no tiene por qué tener un **tiempo** determinado en el que se practique la **prevención.**

10. ¿Cuáles son los inconvenientes de la telefonía fija?

Los inconvenientes de la telefonía fija son:

- Mantenimiento más caro.
- Rotura de las líneas por el desastre.
- Un solo receptor.
- Problemas de saturación de las vías.

11. ¿Cuál de las siguientes características sobre el contenido de la información es incorrecta?

a. **Originalidad.**
b. Claridad.
c. Comprensible.
d. Concreta.

12. El nivel 2 de activación del plan de emergencias se dará...

a. ... cuando no haya daños.
b. ... antes de que ocurra el incidente.
c. **... cuando se hayan producido daños considerables.**
d. ... cuando se hayan producido daños graves.

13. Rellene los pasos que faltan:

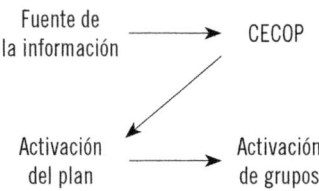

14. ¿Cuál de los siguientes métodos no es útil para la evaluación?

    a. Simulacros.
    b. Exámenes.
    c. Simulaciones.
    d. Revisión periódica.

15. Un punto crítico es:

    a. Una zona de caídas.
    b. Una información errónea.
    c. La coordinación entre el indicador y la realidad.
    d. Todas las opciones son incorrectas.

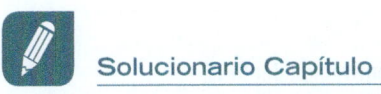 **Solucionario Capítulo 4**

1. **¿Cuál afirmación es correcta con respecto a la definición de los DPR?**

    a. Nunca se activan ante aglomeraciones de personas.
    b. **Se llevan a cabo por varios grupos diferentes.**
    c. No suelen participar los sanitarios.
    d. Siempre está activo, no es necesario un acto especial para su activación.

2. **Indique si las siguientes afirmaciones son verdaderas o falsas:**

    a. Un macrodispositivo es el que requiere mayor movilización de recursos.

        ☑ **Verdadero**
        ☐ Falso

    b. En los macrodispositivos el riesgo es mínimo.

        ☐ Verdadero
        ☑ **Falso**

    c. Un dispositivo intermedio es el que conlleva más riesgos.

        ☐ Verdadero
        ☑ **Falso**

    d. Un dispositivo menor es el que moviliza menos medios.

        ☑ **Verdadero**
        ☐ Falso

3. **Con respecto a los componentes mínimos de un DPR, ¿cuál es la respuesta incorrecta?**

    a. Puesto medico.
    b. Centro de coordinación.
    c. **Puesto de asistencia terciaria.**
    d. Unidades de transporte.

4. ¿Cuál de estas actividades no es causa para la activación del DPR?

    a. Festivales de música.
    b. Corridas de toros.
    c. Fiestas patronales.
    d. Partidos de futbol.

5. ¿Qué tipo de dispositivo se activaría en un evento que se espera tenga 7.000 personas?

    a. Dispositivo intermedio.
    b. Macrodispositivo.
    c. Microdispositivo.
    d. Dispositivo menor.

6. De las siguientes actividades, ¿cuál no pertenece a la fase de diseño del DPR?

    a. Antecedentes de acontecimientos.
    b. Tipo de transportes.
    c. Montaje del dispositivo.
    d. Análisis del acontecimiento.

7. De las afirmaciones siguientes con respecto a la fase de diseño, ¿cuál es falsa?

    a. Se debe calcular el gasto que genera el DPR.
    b. En esta fase se desarrolla todo el diseño del DPR.
    c. Hay que pedir permisos para el desarrollo del DPR.
    d. Se planean cuáles serán los medios y los organizadores del DPR.

8. ¿Cuál de las siguientes características no se debe tener en cuanta en la fase de diseño del DPR?

    a. El lugar.
    b. El diseño del escenario.
    c. El momento.
    d. Los niveles de riesgo.

9. ¿Qué afirmación con respecto a los antecedentes es la correcta?

    a. Estudia los eventos futuros.
    b. Limita el diseño del DPR.
    c. Es una buena forma de información.
    d. No los conocemos por informes.

10. Escriba dos objetivos generales y dos objetivos específicos del DPR.

    ■ Objetivos generales:

        ■ Determinar la dotación sanitaria necesaria para la atención de todas las situaciones de urgencias y emergencias sanitarias que pudiesen tener lugar durante la realización del evento.
        ■ Establecer una coordinación eficiente que relacione el dispositivo y sus participantes con los servicios externos de la comunidad, como son los bomberos, policías, Protección Civil, hospitales de la zona, etc.

    ■ Objetivos específicos:

        ■ Garantizar que existe un grupo de profesionales sanitarios que den respuesta sanitaria avanzada dentro del recinto.
        ■ Garantizar que esta asistencia avanzada presta sus servicios en el menor tiempo cuando no sea posible que actué el equipo de Soporte Vital Avanzado.

11. ¿Cuál de estos factores no se debe analizar para el diseño de un DPR?

    a. El poder adquisitivo de los participantes.
    b. Las fechas.
    c. Riesgos industriales.
    d. Las naturaleza del evento.

12. ¿Cuál no es una situación de riesgo de las que hay que tener en cuenta?

    a. Las características del lugar elegido.
    b. El lugar elegido.
    c. Estado de las carreteras.
    d. Comportamiento de las personas.

13. Relacione los siguientes conceptos.

    a. Riesgos individuales.
    b. Riesgos colectivos.

    b. Huracanes.
    a. Enfermedades cardiacas.
    b. Epidemias.
    a. Enfermedades gastrointestinales.
    a. Traumatismos.

14. La hipótesis más peligrosa es aquella que...

    a. ... produce un grupo formado por personas peligrosas.
    b. ... hay riesgo de lluvias.
    c. ... son las más probables.
    d. ... son la peor consecuencia que puede haber en un evento.

15. ¿Cuál no es un recurso material de oxigenoterapia?

    a. Bomba de oxígeno.
    b. Mascarilla.
    c. Collarín cervical.
    d. Aspirador de secreciones.

16. ¿Cuál de las siguientes afirmaciones no es una norma de funcionamiento del régimen interno?

    a. Horarios.
    b. Dietas.
    c. Rutas de evacuación.
    d. Protocolos sanitarios.

Solucionario Capítulo 5

1. **Indique el orden cronológico correcto de las actividades que se llevan a cabo en la fase de ejecución:**

    1. Revisión del material.
    2. Montar estructuras.
    3. Informar a los profesionales.
    4. Comenzar las actividades.

2. **De las siguientes frases, indique cuál es verdadera o falsa:**

    a. El director se encarga de recibir las demandas.

        ☑ **Verdadero**
        ☐ Falso

    b. El director no debe tener conocimientos de medicina.

        ☐ Verdadero
        ☑ **Falso**

    c. Los presupuestos los pide el equipo gestor.

        ☐ Verdadero
        ☑ **Falso**

    d. El director se encarga de asegurarse que cada trabajador está en su puesto.

        ☑ **Verdadero**
        ☐ Falso

3. **¿Cuál es la respuesta incorrecta en relación al transporte del material y los profesionales?**

    a. El número de vehículos es variable.
    b. Depende del tipo de evento.
    c. Son vehículos no sanitarios.
    d. **Los datos del vehículo no se deben conocer hasta el momento del DPR.**

4. En la clasificación de los materiales...

a. ... nunca se hace su recuento.
b. ... solo es material sanitario.
c. ... se debe de comprobar el funcionamiento del material.
d. ... el material no debe estar en el lugar del evento.

5. ¿Cuál de las siguientes afirmaciones es incorrecta?

a. El grupo gestor es el responsable principal de la evaluación del terreno.
b. Se pueden realizar correcciones si hubiese algún problema.
c. Para el montaje del dispositivo se deben conocer las características del terreno.
d. Se pueden hacer variaciones por alteraciones en el alcantarillado.

6. ¿Qué afirmación sobre la información a los profesionales es incorrecta?

a. Todos los profesionales deben conocer la información.
b. Se da en forma de informes.
c. Nunca se transmite la información de forma oral.
d. Se informará sobre las fases, horarios, etc.

7. De las siguientes funciones, ¿cuál es la del jefe de sección?

a. Coordinar las unidades.
b. Garantizar que los sistemas de comunicación funcionan bien.
c. Debe supervisar el trabajo de los diferentes grupos.
d. Prestará servicios sanitarios.

8. Relacione los siguientes elementos.

a. Jefe de sección.
b. Equipo médico.
c. Coordinador.
d. Jefe de equipo.
e. Técnico de emergencias.
f. Conductores.

a. Informar de los problemas.
c. Asegurarse que las comunicaciones funcionan.
f. Mantener en orden el vehículo.
b. Organizar las evacuaciones.
e. Colaborar con el DUE y el médico.
d. Hacer que se cumplan las tareas del grupo.

9. **Complete la siguiente oración.**

La **uniformidad** es un distintivo que deben tener los **trabajadores** del DPR. No solo es de utilidad para poder **distinguir** un tipo de profesional del otro, sino que también es útil para la **protección** del trabajador y su comodidad. El uniforme suele estar formado por camisa o camiseta, jersey, pantalón homologado, **zapato** homologado y abrigo **reflectante**.

10. **¿Qué diferencia hay con respecto al horario y los turnos entre un evento que dure solo un día y otro que dure más de 24 horas?**

Si el evento dura solo 24 horas, los profesionales lo hacen de una vez con un turno de 24 horas. Si dura más de 24 horas, se tendrán que hacer turnos de trabajo.

11. **¿Cuál no es un medio o código de comunicación entre los equipos del DPR?**

a. **Código Morse.**
b. Móvil.
c. *Walkie talkie.*
d. Radio.

12. **En la activación del DPR...**

a. ... no toma la decisión el director.
b. **... el Centro Coordinador recibe la información.**
c. ... el equipo de asesores no participa.
d. ... no se requiere información previa.

13. Rellene los pasos que faltan:

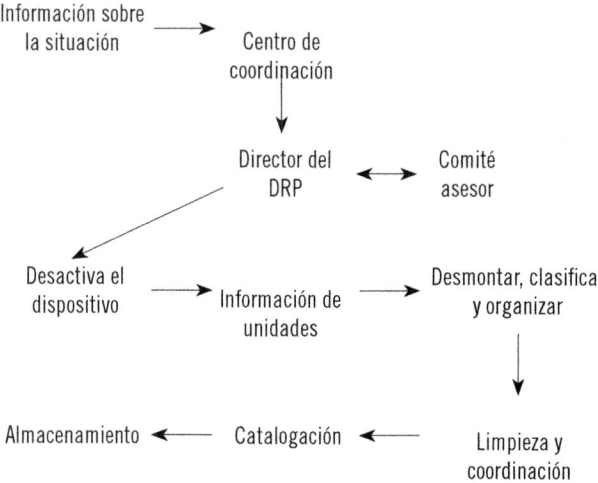

14. ¿Cuáles son las diferencias entre desactivación temporal y desactivación permanente?

❙ Desactivación temporal. Es aquella que se activa y desactiva durante varios días. Su desactivación se produce todos los días en los que se produzca el evento. En caso de que el evento se realice en un lugar cerrado y vigilado no será necesario recoger todo el material, sino que valdría con ordenarlo para el día siguiente.

❙ Desactivación permanente. Este tipo de desactivación se produce cuando el evento se termina de forma definitiva, ya sea un evento de un día o uno que se haya desactivado de forma temporal durante un tiempo determinado.

15. Las memorias son:

a. Una forma de evaluación.
b. Un informe.
c. Un resumen de los acontecimientos.
d. **Todas las opciones son correctas.**

Solucionario 7

Técnicas de apoyo psicológico y social en situaciones de crisis

Solucionario Capítulo 1

1. **Uno de los autores más importantes cuando se habla de necesidades humanas es:**

   a. Piaget
   b. Vygotsky
   c. Maslow
   d. Erikson

2. **"La salud es un estado de completo bienestar físico, mental y social, y no solamente la ausencia de afecciones o enfermedades" es una definición dada por:**

   a. La Organización Mundial de la Salud.
   b. El Consejo Superior de Sanidad de la Unión Europea.
   c. Ramon y Cajal.
   d. Todas las opciones son correctas.

3. **Indique cuál es la opción falsa si nos referimos a la Personalidad:**

   a. La personalidad es distintiva de cada individuo.
   b. La personalidad está influida por las experiencias vitales.
   c. Los rasgos de personalidad se mantienen relativamente estables a lo largo del tiempo.
   d. Está tan estudiada que todos los autores aceptan la misma teoría de la personalidad.

4. **Si hablamos de una etapa evolutiva en la que se produce un importante desarrollo del autoconcepto y la autoestima nos estamos refiriendo a:**

   a. La etapa preescolar (3-6 años).
   b. La etapa escolar.
   c. La adolescencia.
   d. Todas las opciones son incorrectas.

5. **Los mecanismos de defensa de la personalidad pueden ser encuadrados dentro de:**

   a. Afrontamiento dirigido al problema.
   b. Afrontamiento dirigido a la solución.
   c. Afrontamiento dirigido a la emoción.
   d. Huída.

6. **En la jerarquía de necesidades de Maslow se engloban las siguientes:**

   a. Necesidades fisiológicas, de seguridad, de aceptación social y autorrealización.
   b. Necesidades de alimento, casa, trabajo, pareja, amigos y descendencia.
   c. Necesidades fisiológicas, de autoestima y de filiación.
   d. Las opciones a y c son correctas.

7. **Si llego tarde al trabajo y me justifico diciendo que todos mis compañeros también son impuntuales estoy utilizando:**

   a. Proyección.
   b. Desplazamiento.
   c. Racionalización.
   d. Negación.

8. **Una persona que manifiesta una alta ansiedad tras sufrir un accidente:**

   a. Es normal dada la situación y posteriormente ese nivel puede decrecer.
   b. La ansiedad puede ayudarla a actuar en ese primer momento rápidamente y llamar al servicio de urgencias.
   c. Si la situación no cambia y sigue con mucha ansiedad tras un largo periodo de tiempo deberá acudir a un profesional.
   d. Todas las opciones son correctas.

9. **El optimismo y una actitud positiva puede considerarse...**

   a. ... negar la realidad de padecer una enfermedad.
   b. ... un mecanismo de adaptación psicológica ante la vivencia de enfermedad.

c. ... una forma de actuar basada en las creencias religiosas.
d. ... una actitud que dificulta el trabajo de los profesionales sanitarios porque conlleva no tomar el tratamiento prescrito.

10. ¿Cuál es la opción falsa?

a. Las necesidades fisiológicas son las primeras que el ser humano cubre.
b. Existen momentos, como un accidente, en los que la necesidad de supervivencia vuelve a cobrar la mayor importancia.
c. Para algunos autores en la necesidad de autorrealización se encuentra el sentido de la vida.
d. **Los seres humanos van cubriendo sus necesidades dependiendo de la situación pudiendo comenzar por cualquier escalón de la pirámide de Maslow.**

Solucionario Capítulo 2

1. **La comunicación será más adecuada si...**

   a. ... comunicamos el mensaje de la misma forma para todos los receptores, ya sean niños o mayores, técnicos o pacientes, porque la verdad no tiene más que un camino.
   b. ... atendemos exclusivamente a la comunicación no verbal. No es tan importante lo que se dice sino cómo se dice.
   c. ... nos centramos en que no existan barreras en la comunicación como ruido, sin ellas la comunicación debe ser obligatoriamente buena.
   d. **... atendemos a todos los aspectos de la comunicación: mensaje verbal, no verbal, barreras, receptor y respuesta de este. La comunicación está integrada por todos estos elementos y todos deben ser atendidos.**

2. **Los conos y los bastones forman parte de un sentido, concretamente de:**

   a. **La vista.**
   b. El oído.
   c. El gusto.
   d. El olfato.

3. **Señale la opción verdadera en relación a los sentidos.**

   a. El sentido del tacto no sirve para comunicar.
   b. **El gusto puede distinguir cinco sabores: dulce, salado, amargo, ácido y umami.**
   c. El olfato es un sentido totalmente independiente de los demás, es decir, no guarda relación con la recepción sensorial de ningún otro sentido.
   d. Existen cuatro huesecillos en el oído que colaboran con la recepción del sonido, estos son: yunque, martillo, pala y estribo.

4. **Los movimientos corporales, la mirada y las expresiones faciales forman parte de:**

   a. Comunicación verbal.
   b. Paralenguaje.

    c. Ámbito proxémico de la comunicación no verbal.
    d. Ámbito kinésico de la comunicación no verbal.

5. Un ejemplo de empatía es:

    a. Entender lo que le sucede al otro y darle un consejo de lo que debe hacer en consecuencia.
    b. Entender lo que el otro piensa y siente, escuchar en silencio pero dándole apoyo y sin juzgarlo.
    c. Reconocer que miente porque expresa nerviosismo y no hacerle caso a lo que nos dice.
    d. Sentirse tan mal con la tragedia del otro que terminamos llorando y este nos consuela.

6. ¿Cuál de las siguientes habilidades no deben ser entrenadas por un profesional sanitario?

    a. Autocontrol.
    b. Dominio propio y de la situación.
    c. Capacidad de transformación de la situación nueva hacia los valores conocidos.
    d. Seguridad en sí mismo y en lo que hace.

7. En una negociación se espera...

    a. ... que no gane ninguna parte.
    b. ... que solo gane la parte que comienza con la negociación.
    c. ... que solo gane la parte que finaliza la negociación.
    d. ... que las dos partes ganen.

8. En un equipo interdisciplinar sanitario:

    a. Todos realizan todas las tareas repartidas equitativamente.
    b. Existe una jerarquía muy marcada entre el médico, enfermero y técnico.
    c. El rendimiento es peor cuando se trabaja de forma individualizada.
    d. Todas las opciones son incorrectas.

9. **¿Cuál de las siguientes no se corresponde con una conducta asertiva?**

   a. **Disculparnos por no hacer algo que no nos apetecía y que no era una obligación nuestra.**
   b. Decir que no a una solicitud de ayuda.
   c. Ser educado en la comunicación con los demás, entendiendo que el otro puede discrepar de nuestro punto de vista.
   d. Mostrarse en desacuerdo con la opinión de un compañero.

 Solucionario Capítulo 3

1. ¿Cuál de los siguientes casos no es una emergencia?

    a. El aviso de un posible infarto de un señor.
    b. Un accidente entre un coche y una motocicleta en el casco urbano de la ciudad.
    c. El incendio de un inmueble de tres viviendas.
    d. Una pelea comenzada en un campo de fútbol que trasladada al exterior ha ocasionado más de un centenar de heridos.

2. La reacción de conmoción-inhibición suele ocurrir...

    a. ... en las primeras horas tras una catástrofe.
    b. ... a la semana aproximadamente después de una catástrofe.
    c. ... entre los seis y ocho meses siguientes a una catástrofe.
    d. ... en contadas ocasiones y solo cuando no existe asistencia.

3. Señale la verdadera en relación al pánico.

    a. Es la reacción más normal ante una situación de crisis.
    b. Conlleva una reacción rápida y racional ante una situación de crisis.
    c. Si se controla una reacción individual se puede evitar una reacción en masa.
    d. Cuando comienza no se puede hacer nada por controlarlo hasta que el miedo disminuye por sí solo.

4. ¿Cuáles son los principios de la atención psicológica?

    a. Proximidad, inmediatez, empatía y simplicidad.
    b. Brevedad, inmediatez, expectativas y complejidad.
    c. Brevedad, inmediatez, calidez, expectativas y simplicidad.
    d. Proximidad, inmediatez, calidez, empatía y simplicidad.

5. **Indique cuál es la falsa en relación con los objetivos del apoyo psicológico en una situación de urgencia.**

    a. Dar una atención psicológica inicial, sin aplicar técnicas para prevenir la aparición de secuelas posteriores.
    b. Llevar a cabo una intervención psicológica que sirva como la primera de una serie de sesiones que un psicólogo realizará *a posteriori*.
    c. Favorecer la expresión de emociones por parte de los afectados.
    d. Derivar a los profesionales de la terapia psicológica cuando sea necesario.

6. **¿Cuál no es una medida recomendada en la atención psicológica?**

    a. Tranquilizar a la persona.
    b. Guiar la expresión de los sentimientos.
    c. Activar los recursos externos.
    d. Potenciar el estilo de afrontamiento propio del sujeto.

7. **¿En qué momento el apoyo psicológico se da a nivel de terapia y no sobre el terreno?**

    a. Periodo precrítico.
    b. Periodo de crisis.
    c. Periodo de reacción.
    d. Periodo postcrítico.

8. **El mecanismo de adaptación psicológica propia del periodo precrítico es:**

    a. Negociación.
    b. Minimización.
    c. Sensación de irrealidad.
    d. Las opciones a y b son correctas.

9. **Indique de las siguientes cuál no se corresponde con los síntomas de un ataque de pánico o crisis de ansiedad.**

    a. Hiperventilación.
    b. Presión en el pecho.
    c. Fuerte dolor de cabeza.
    d. Miedo a morir.

10. ¿Cuál de estas funciones son parte de la labor psicosocial?

   a. **Mantener informados a los afectados.**
   b. Asegurarse la provisión de agua.
   c. Solicitar ayuda a nivel gubernamental.
   d. Proveer alimentos a los damnificados.

Solucionario Capítulo 4

1. **Cuando en una situación de crisis nos referimos a los intervinientes estamos hablando de...**

   a. ... los afectados heridos.
   b. ... los afectados no heridos.
   c. ... los testigos.
   d. **... los profesionales.**

2. **Marque cuál de estos efectos fisiológicos no están relacionados con el estrés.**

   a. Aumento de glucosa en sangre.
   b. Liberación de adrenalina.
   c. Vasoconstricción periférica.
   d. **Bradicardia.**

3. **¿Qué situación es, en principio, más ansiosa?**

   a. Herida leve de un niño.
   b. **Atención a víctima de maltrato y/o abuso sexual.**
   c. Falsa alarma de un infarto de corazón.
   d. Traslado de una parturienta.

4. **Marque cuál de los siguientes no es uno de los objetivos principales del apoyo psicológico.**

   a. Que los usuarios superen los efectos emocionales sufridos por verse involucrados en una catástrofe.
   b. Que los afectados puedan volver a su vida normal lo antes posible, tanto a nivel físico como psicosocial.
   c. Que los profesionales manejen el estrés pudiendo mantener un servicio rápido y eficaz tras el suceso.
   d. **Ofrecer terapia psicológica a los afectados que lo necesiten tras el suceso.**

5. **El estrés es:**

   a. Beneficioso para el ser humano.
   b. Perjudicial para el ser humano.
   c. **Beneficioso o perjudicial, depende del grado.**
   d. Ni beneficioso ni perjudicial, ya que no tiene ninguna consecuencia en el ser humano.

6. **El TEPT se diferencia del TEA (Trastorno de Estrés Agudo) en:**

   a. **Tiempo desde que sucedió la situación traumática hasta que aparecen los síntomas.**
   b. Sintomatología.
   c. Gravedad en los síntomas.
   d. Son dos denominaciones de la misma patología.

7. **La traumatización vicaria se refiere a:**

   a. El proceso por el los profesionales se estresan con su labor.
   b. **Experimentación del profesional de la vivencia traumática de los pacientes.**
   c. El estrés colectivo de todo un grupo de profesionales de la salud.
   d. Todas las opciones son incorrectas.

8. **La resiliencia forma parte de una perspectiva psicológica denominada:**

   a. Psicología social.
   b. Psicología terapéutica.
   c. **Psicología positiva.**
   d. Psicología experimental.

9. **En relación al *burnout* marque el elemento clave en la descripción de la consecuencias psíquicas:**

   a. Agotamiento.
   b. Escepticismo o despersonalización.
   c. Ineficacia.
   d. **Impotencia.**

10. El *mindfulness* es:

    a. Un arte marcial.
    b. Una práctica derivada del hinduismo.
    c. Una invención occidental.
    d. Un trabajo activo del momento presente.